DIE SOZIALVERSICHERUNG

DARGESTELLT FÜR ÄRZTE UND SOZIALHYGIENIKER

VON

DR. HERMANN DERSCH
SENATSPRÄSIDENT IM REICHSVERSICHERUNGSAMT

MIT 4 ABBILDUNGEN

SPRINGER-VERLAG BERLIN HEIDELBERG GMBH 1927

SONDERAUSGABE DES GLEICHNAMIGEN BEITRAGES IM „HANDBUCH DER SOZIALEN HYGIENE UND GESUNDHEITS-FÜRSORGE", BD. IV. HERAUSGEGEBEN VON A. GOTTSTEIN-CHARLOTTENBURG, C. SCHLOSSMANN-DÜSSELDORF, L. TELEKY-DÜSSELDORF.

ISBN 978-3-662-32287-1 ISBN 978-3-662-33114-9 (eBook)
DOI 10.1007/978-3-662-33114-9

URSPRÜNGLICH ERSCHIENEN BEI JULIUS SPRINGER IN BERLIN 1927

Vorwort.

Der zum Handbuch der sozialen Hygiene und Gesundheitsfürsorge gelieferte Beitrag beschränkt sich, seinem Zweck entsprechend, darauf, nur kurz in systematischer Form die hauptsächlichsten Grundlinien der Sozialversicherung herauszuheben und sie dem Kreis der Ärzte und Sozialhygieniker näherzubringen. Es entspricht weiter diesem Personenkreis, an den sich der Beitrag richtet, daß diejenigen Fragen, die die Ärzte besonders angehen, eine stärkere Betonung erfahren haben.

Berlin, im Februar 1927.

Hermann Dersch.

Inhaltsverzeichnis.

Die Sozialversicherung ist mit dem Berufsstand der Ärzte wie auch mit den in der Sozialhygiene tätigen Personen durch die mannigfaltigsten Fäden aufs innigste verknüpft. Ihre Kenntnis ist daher für diese Kreise von nicht zu unterschätzendem Wert. Dies gilt zunächst von den grundsätzlichen allgemeinen Vorschriften der Sozialversicherung. Dazu kommt aber auch weiter eine Reihe engerer Berührungspunkte, die gerade diese Berufskreise vorwiegend angehen. Der folgende Überblick wird daher diese beiden Gesichtskreise zum Angelpunkt nehmen. Im übrigen wird entsprechend den heutigen fünf großen Teilgebieten der Sozialversicherung vorgegangen werden und demgemäß in 5 Abschnitten Krankenversicherung, Unfallversicherung, Invalidenversicherung, Angestelltenversicherung und Knappschaftsversicherung aufgebaut.

Einiges Allgemeinbegriffliche sei vorausgeschickt.

Man versteht begrifflich unter Sozialversicherung die öffentlich-rechtliche Zwangsversicherung auf der Grundlage der Berufsarbeit. Sie bezweckt, eine öffentlich-rechtliche Entschädigung für den Fall von Gesundheitsbeschädigungen zu gewähren, nämlich beim Eintritt von Krankheit, von Erwerbsunfähigkeit oder von Beschränkung der Erwerbsfähigkeit, ferner beim Alter und für Hinterbliebene beim Tode des Versicherten. Die Sozialversicherung tritt also dadurch in Gegensatz zur Privatversicherung, daß letztere erst durch einen freien privatrechtlichen Versicherungsvertrag zustande kommt, während erstere kraft gesetzlicher Pflicht eintritt und nur in ganz begrenztem Umfang als Nebenerscheinung die freiwillige Versicherung kennt. Sie steht aber auch im Gegensatz zur öffentlichen Armenfürsorge und zur Militärversorgung, und zwar dadurch, daß sie die ganzen Leistungen, von geringen Ausnahmen abgesehen, durch Beiträge der beteiligten Kreise aufbringt, während die Armenfürsorge und die Militärversorgung ausschließlich aus öffentlichen Mitteln der Allgemeinheit gespeist werden. Daher gibt die Sozialversicherung auch einen Rechtsanspruch auf die Entschädigungsleistung, der in einem geordneten Verfahren verfolgbar ist.

Das *Ziel der Sozialversicherung* ist in erster Linie schädenheilender Art. Der körperlichen Beschädigung wird teils durch Krankenbehandlung begegnet, teils löst sie bare Entschädigungsleistungen in Gestalt von Geldrenten aus. Nur in zweiter Linie besteht auch ein vorbeugendes Wirken der Sozialversicherung. Es spielt sich auf dem Boden der vorbeugenden Einzelheilverfahren und der allgemeinen hygienischen Fürsorgemaßnahmen für die versicherte Bevölkerung ab. Im Laufe der Jahre ist aber die Bedeutung auch dieses zweiten Aufgabengebietes der Sozialversicherung mehr und mehr erkannt und vertieft worden und ringt mit dem ersten um die Palme.

Geschichtlich reicht die Sozialversicherung auf die achtziger Jahre des vorigen Jahrhunderts zurück. Sie ist auf die BISMARCKsche Initiative zurückzuführen. Nach einer großen programmatischen kaiserlichen Botschaft kamen in kurzer Folge zum erstenmal gesonderte Gesetze, die die Krankenversicherung, Unfallversicherung und Invalidenversicherung regelten. Dieser erste Abschnitt der Entwicklung war bis zum Jahre 1890 in der Hauptsache vollzogen. Da es sich hier um etwas ganz Neuartiges handelte, zeigte sich aber allmählich das Bedürfnis nach Verbesserung. Stückweise kamen daher einzelne Novellen zu dem Stammgesetz, bis schließlich im Jahre 1911 ein neue einheitliche Kodifizierung in der Reichsversicherungsordnung stattfand. Ungefähr um dieselbe Zeit wurde eine Sonderversicherung der Angestellten durch das Versicherungsgesetz für Angestellte geschaffen. Ihre Feuerprobe mußte die Sozialversicherung im Weltkriege durchmachen und litt in dessen Verlauf und in der Folgezeit besonders schwer durch die Inflation und die wirtschaftliche Änderung aller Verhältnisse. Dieser Leidensweg der Sozialversicherung ist durch eine Fülle von Notgesetzen und Verordnungen gezeichnet. Nach wechselvollen Schicksalen darf jetzt diese Zeit des Daseinskampfes für die Sozialversicherung wohl als überwunden gelten. Als äußeres Zeichen hierfür darf die Neufassung der beiden grundlegenden Gesetze angesehen werden, nämlich der Reichsversicherungsordnung in der Fassung vom 15. Dezember 1924 und 9. Januar 1926 und des Angestelltenversicherungsgesetzes in der Fassung vom 28. Mai 1924, ferner auch der Erlaß eines völlig neuen Reichsgesetzes für die Knappschaftsversicherung, des Reichsknappschaftsgesetzes vom 23. Juni 1923. Sie bilden die Marksteine für die jetzige Rechtslage, die in folgendem geschildert werden soll.

Hiernach besteht die *heutige* Sozialversicherung aus folgenden Zweigen: Krankenversicherung, Unfallversicherung, Invalidenversicherung, Angestelltenversicherung und Knappschaftsversicherung. Die ersteren drei werden gewöhnlich als Arbeiterversicherung bezeichnet und haben in der Reichsversicherungsordnung ihre Rechtsquelle. Die Angestelltenversicherung ist eine Sonderversicherung der Angestellten gegen Berufsunfähigkeit, Alter und Tod und ist in dem Angestelltenversicherungsgesetz geregelt. Die Knappschaftsversicherung ist ebenfalls eine Sonderversicherung, und zwar für die bergmännische Bevölkerung. Sie umfaßt die Kranken-, Invaliden- und Angestelltenversicherung dieser Berufskreise sowie als Besonderheit noch deren Pensionsversicherung. Ein weiterer Versicherungszweig, die Arbeitslosenversicherung, befindet sich eben in der Entwicklung. Sie beginnt sich aus der bisherigen Erwerbslosenfürsorge herauszubilden. Ein diesbezüglicher Gesetzentwurf steht zur Beratung.

Für sämtliche Versicherungszweige ist als *Leitgedanke* von vornherein festzuhalten, daß sie auf dem Versicherungszwang aufgebaut sind, und daß ihre Verwaltung als Selbstverwaltung der Beteiligten unter staatlicher Aufsicht eingerichtet ist. Die Selbstverwaltung ruht in den Händen der Versicherungsträger als Selbstverwaltungskörper. Die Rechtsprechung erfolgt durch besondere Versicherungsgerichte, die vom Staat errichtet sind.

In jedem einzelnen Versicherungszweig ergibt sich demnach für die Betrachtung ein organisches System nach folgenden Gesichtspunkten:

1. Organisation,
2. Kreis der versicherten Personen,
3. Leistungen,
4. Aufbringung der Mittel,
5. Verfahren.

Diese Gliederung wird daher in jedem der folgenden Abschnitte als Unterteilung zugrunde gelegt.

I. Die Krankenversicherung.

1. Organisation der Krankenversicherung.

Da die Selbstverwaltung nicht schrankenlos ist, sondern durch die staatliche Aufsicht, die in den Händen staatlicher Behörden liegt, begrenzt wird und außerdem die Rechtsprechung durch Behörden wahrgenommen wird, sind zwei Elemente in der Organisation getrennt zu betrachten, einmal die Selbstverwaltung und sodann der staatliche Behördenapparat.

a) Die Selbstverwaltung der Krankenversicherung.

Ihren Sitz hat sie in den Krankenkassen als Versicherungsträgern. Unter ihnen sind Hauptversicherungsträger, die grundsätzlich vorhanden sein müssen, und daneben gewisse Gattungen fakultativ zugelassener Nebenversicherungsträger zu unterscheiden.

Als *Hauptversicherungsträger* stellen sich die allgemeinen Ortskrankenkassen und Landkrankenkassen dar; denn sie müssen grundsätzlich stets beide vorhanden sein, von gewissen Ausnahmen abgesehen. Sie beruhen auf territorialer Grundlage und sind regelmäßig für den Bezirk eines Versicherungsamts zu errichten.

Der Versichertenkreis der allgemeinen Ortskrankenkasse und Landkrankenkasse ist in der Weise im Verhältnis zueinander abgegrenzt, daß in die Landkrankenkasse folgende Personengruppen fallen (§ 235 RVO.): die in der Landwirtschaft Beschäftigten, die Beschäftigten im Wandergewerbe und die Hausgehilfen. Die früher ebenfalls in die Landkrankenkasse gehörigen Hausgewerbtreibenden sind jetzt der allgemeinen Ortskrankenkasse zugewiesen. Für die allgemeine Ortskrankenkasse verbleibt nunmehr die Hauptmasse aller Versicherungspflichtigen, die nicht in die oben genannten Gruppen fallen; ausgenommen sind nur diejenigen Personen, die dem Reichsknappschaftsverein oder einer der nachstehend unter b) erwähnten fakultativ errichteten Kassen angehören.

Fakultativ zugelassene Krankenkassen als Nebenversicherungsträger neben den unter a) besprochenen Hauptversicherungsträgern sind die besonderen Ortskrankenkassen, die Betriebskrankenkassen, Innungskrankenkassen und die Ersatzkassen.

Die *besonderen Ortskrankenkassen* stammen aus alter Zeit. Sie waren, soweit sie bei Inkrafttreten der RVO. bereits bestanden, weiter zuzulassen, solange sie bestimmten, vom Gesetz aufgestellt Mindesterfordernissen in bezug auf die Leistungshöhe und Leistungsfähigkeit entsprachen. Neue besondere Ortskrankenkassen können nicht zugelassen werden. Andererseits aber werden die bestehenden besonderen Ortskrankenkassen geschlossen, wenn sie nachträglich nicht mehr denjenigen Voraussetzungen genügen, unter denen sie seinerzeit bei Inkrafttreten der RVO. zuzulassen waren (§ 269 in Verbindung mit § 239 RVO.). Der Mitgliederkreis der besonderen Krankenkassen ist durch die Satzung begrenzt. Er ist nicht territorial wie bei den allgemeinen Ortskrankenkassen und Landkrankenkassen, sondern nach persönlichen Gesichtspunkten bezeichnet, nämlich nach Gewerbezweigen, Betriebsarten oder auch ausschließlich für Versicherte eines Geschlechts.

Betriebskrankenkassen können für bestimmte Betriebe eingerichtet werden. Die Errichtung ist aber an eine Reihe von Voraussetzungen geknüpft. Zunächst ist die Zustimmung des Betriebsrates erforderlich. Ferner ist erforderlich, daß der Betrieb eine bestimmte Mindestzahl von versicherungspflichtigen Personen aufweist, nämlich in der Landwirtschaft und bei Binnenschiffahrtsbetrieben 50, sonst 150 (§ 245 RVO.). Schließlich ist auch die Genehmigung des Oberversicherungsamts erforderlich.

Die Errichtung neuer Betriebskrankenkassen für landwirtschaftliche Betriebe ist aber vorerst überhaupt untersagt.

Für größere oder vorübergehende Bauten kann zwangsweise die Errichtung einer Betriebskrankenkasse durch das Oberversicherungsamt angeordnet werden.

Außer den oben erwähnten mehr formellen Voraussetzungen sind noch eine Reihe mehr materieller Bedingungen zu erfüllen, damit die Betriebskrankenkasse genehmigt werden kann. Sie muß in ihren satzungsmäßigen Leistungen denjenigen der maßgebenden allgemeinen Ortskrankenkasse bzw. der Landkrankenkasse mindestens gleichwertig sein. Sie muß ferner bezüglich dieser Leistungsfähigkeit gesichert sein, und sie darf endlich nicht den Bestand oder die Leistungsfähigkeit der allgemeinen Ortskrankenkasse oder Landkrankenkasse derart gefährden, daß eine dieser Kassen nach Errichtung der Betriebskrankenkasse auf 1000 oder weniger Mitglieder herabsinken würde.

Der Mitgliederkreis der Betriebskrankenkasse umfaßt grundsätzlich alle im Betriebe beschäftigten Versicherungspflichtigen.

Für *Innungskrankenkassen* bestehen ähnliche Vorschriften hinsichtlich der Voraussetzungen der Errichtung wie bei den Betriebskrankenkassen. Zwangsweise kann die Errichtung von Innungskrankenkassen niemals erwirkt werden. Sie können nur durch Beschluß der Innung nach vorheriger Anhörung des Gesellenausschusses, der Gemeindebehörde, Handwerkskammer und der Aufsichtsbehörde der Innung errichtet werden. Weitere Voraussetzung ist, ähnlich wie bei den Betriebskrankenkassen, daß die satzungsmäßigen Leistungen denen der maßgebenden Ortskrankenkasse mindestens gleichwertig sind, ferner daß die Leistungsfähigkeit für die Dauer gesichert ist, und endlich, daß die allgemeine Ortskrankenkasse und Landkrankenkasse nicht derart gefährdet wird, daß sie nach Errichtung der Innungskrankenkasse unter 1000 Mitglieder herabsinken würde. Die Genehmigung des Oberversicherungsamts ist auch hier erforderlich.

Der Mitgliederbestand der Innungskrankenkasse umfaßt die sämtlichen Versicherungspflichtigen in den zur Innung gehörigen Betrieben der Innungsmitglieder. Ausgenommen sind aber diejenigen Beschäftigten, die zur Landkrankenkasse gehören, ferner die mehrfach Beschäftigten, deren überwiegende Beschäftigung in den Bereich einer anderen Krankenkasse fällt, weiter die Hausgewerbtreibenden.

Fallen nachträglich die Voraussetzungen für die Errichtung einer Innungskrankenkasse wieder weg, so ist die Kasse vom Oberversicherungsamt zu schließen (§ 279 RVO.).

Die *Ersatzkassen* der Krankenversicherung haben durch die neuere Gesetzgebung als Nebenversicherungsträger eine größere Bedeutung als früher erlangt. Sie sind Versicherungsvereine auf Gegenseitigkeit, denen unter der Herrschaft des alten Rechts als eingeschriebenen Hilfskassen eine Bescheinigung nach § 75a des früheren Krankenversicherungsgesetzes erteilt worden war. Auf ihren Antrag waren sie als Ersatzkasse auch nach neuem Recht zuzulassen unter bestimmten Voraussetzungen. Die Mitgliederzahl muß dauernd mehr als 1000 betragen. Für Versicherungspflichtige darf der Beitritt nicht aus irgendeinem Grunde, z. B. wegen vorgeschrittenen Lebensalters oder wegen schlechten Gesundheitszustandes, satzungsgemäß unterbunden sein. Die Leistungen müssen mindestens den Regelleistungen der Krankenkassen entsprechen.

Neue Zulassungen sind nicht möglich. Andererseits aber verlieren die Ersatzkassen nachträglich diese Eigenschaft, wenn sie den gesetzlichen Voraussetzungen nicht mehr genügen (§ 516 RV.).

Der Mitgliederkreis ist durch die Satzung näher angegeben.

Die Hauptbedeutung liegt darin, daß nach neuem Recht die versicherungspflichtigen Mitglieder einer Ersatzkasse von der Mitgliedschaft bei der regulären Krankenkasse befreit sind. Zur Ausübung dieses Rechts genügt es, daß sie ihrem Arbeitgeber eine Bescheinigung über ihre Ersatzkassenzugehörigkeit vorlegen. Früher war auch für die Ersatzkassenmitglieder ursprünglich der volle Arbeitgeberbeitragsteil an die zuständige reichsgesetzliche Krankenkasse zu leisten. Nur sog. privilegierte Ersatzkassen hatten Anspruch auf vier Fünftel und später auf den vollen Arbeitgeberbeitrag. Jetzt haben alle Ersatzkassen das Recht, für die nach dem Vorstehenden von der Mitgliedschaft bei der regulären Krankenkasse Befreiten den vollen Beitragsteil zu beanspruchen, den der Arbeitgeber an diejenige Krankenkasse abzuführen hätte, bei der das Ersatzkassenmitglied versichert wäre. Der Arbeitgeber führt diesen Beitragsteil unmittelbar an den Versicherten bei der Lohnzahlung ab, und dieser leitet ihn weiter an die Ersatzkasse.

Da die einzelnen Krankenkassen unter Umständen gemeinsame Aufgaben durch Zusammenschluß besser erfüllen können, gestattet das Gesetz in begrenztem Umfang die Bildung von *Kassenverbänden.* Durch behördliche Anordnung können Kassenverbände niemals erzwungen werden. Ein Gesetzentwurf, der zwangsweise Kassenverbände vorsah, ist nicht Gesetz geworden. Die Kassenverbände können vielmehr nur freiwillig durch übereinstimmende Beschlüsse der Ausschüsse der Krankenkassen gebildet werden. Der Wirkungskreis der Kassenverbände betrifft nur die im § 407 RVO. angegebenen Gegenstände, z. B. gemeinsame Anstellung von Beamten, gemeinsamen Abschluß von Arztverträgen u. dgl., gemeinsame Überwachungsgrundsätze für die Beitragsverpflichtung.

Für größere Krankenkassen andererseits ist eine Dezentralisation der Tätigkeit durch Sektionsbildung ermöglicht.

Durch Abschnitt C des Gesetzes vom 28. VII. 1925 über Gesundheitsfürsorge in der Reichsversicherung ist die Reichsregierung ermächtigt, nach Anhörung der Versicherungsträger und der Ärzte oder ihrer Spitzenverbände mit Zustimmung des Reichsrats und eines 28gliederigen Ausschusses des Reichstags Richtlinien, betr. das Heilverfahren in der Reichsversicherung und die allgemeinen Maßnahmen der Versicherungsträger zur Verhütung des Eintritts vorzeitiger Berufsunfähigkeit oder Invalidität oder zur Hebung der gesundheitlichen Verhältnisse der versicherten Bevölkerung zu erlassen. Diese Richtlinien sollen ferner das Zusammenwirken der Träger der Reichsversicherung untereinander und mit den Trägern der öffentlichen und freien Wohlfahrtspflege auf dem Gebiete des Heilverfahrens und der sozialen Hygiene regeln.

α) Die Verfassung der Krankenkassen.

Sämtliche Krankenkassen sind juristische Personen des öffentlichen Rechts. Zur Äußerung ihres Willens bedürfen sie daher bestimmter Organe. Zwei Arten von Organen ergeben sich dabei, nämlich ein Organ für die laufende Verwaltung und ein zweites Organ, das die Vertretung der Mitglieder für besonders wichtige Fälle darstellt. Das erstere ist der Vorstand, das letztere der Krankenkassenausschuß.

Die Mitglieder dieser Organe werden aus den Beteiligten gebildet. Die Arbeitgeber- und Arbeitnehmervertreter sind dabei nach dem Verhältnis der Beitragsleistung verteilt. Demgemäß ergibt sich eine Zusammensetzung von $^1/_3$ Arbeitgebervertretern und $^2/_3$ Arbeitnehmervertretern. In den Betriebskrankenkassen vereinigt der Betriebsinhaber aus dem gleichen Grunde $^1/_3$ Arbeitgeberstimmen in seiner Person.

Die Wahl der Vertreter erfolgt nach den Grundsätzen der Verhältniswahl.

Die innere Verwaltung der Krankenkassen ist teils durch das Gesetz, teils durch die Satzung bestimmt. Jede Krankenkasse muß eine *Satzung* haben. Sie wird aufgestellt für die allgemeinen Ortskrankenkassen und Landkrankenkassen durch den Gemeindeverband, für Betriebskrankenkassen durch den Arbeitgeber, für Innungskrankenkassen durch die Innungsversammlung. Alle Satzungen bedürfen der Genehmigung durch das Oberversicherungsamt.

Jede Krankenkasse muß ferner für die von der Krankenkasse besoldeten Angestellten, die nicht nach Landesrecht staatliche oder gemeindliche Beamte sind, eine *Dienstordnung* aufstellen. Auch die Dienstordnung bedarf der Genehmigung des Oberversicherungsamts.

Endlich hat jede Krankenkasse auch noch eine *Krankenordnung* aufzustellen. Sie wird vom Ausschuß beschlossen und regelt die Meldung und Überwachung der Kranken sowie deren Verhalten. Die auch hier erforderliche Genehmigung erfolgt nicht durch das Oberversicherungsamt, sondern durch das Versicherungsamt.

β) Krankenkassen und Ärzte.

Die Beziehungen der Krankenkassen zu den Ärzten und Zahnärzten sind besonders eng; denn die Feststellung, ob eine Krankheit vorliegt, die einen Anspruch auf die Leistungen der Krankenversicherung gibt, kann regelmäßig nur getroffen werden, wenn eine ärztliche Bescheinigung hierüber vorliegt. Ferner können sich die Maßnahmen der Krankenbehandlung im Einzelfall nur auf der Grundlage ärztlicher Verordnung aufbauen. Die Beziehungen der Krankenkassen zu den Ärzten sind deshalb nicht nur außerordentlich lebhaft, sondern werden vielfach für die Kassen selbst wie auch für die Ärzte zu einer Existenzfrage. In dieser Erkenntnis hat der Gesetzgeber umfangreiche Vorschriften erlassen, um dieses gegenseitige Verhältnis in ersprießliche Bahnen zu leiten. Bezweckt wird damit die Sicherstellung der ärztlichen Versorgung auf der einen Seite und die angemessene Honorierung der Ärzte auf der anderen Seite. Es handelt sich hier um Fragen, die nicht ohne entscheidende Mitwirkung der Vertreter des ärztlichen Berufsstandes geregelt werden können. Diesem Umstand ist deshalb besonders durch die neuere Gesetzgebung Rechnung getragen. Die vorliegenden, besonders für Ärzte bestimmten Zeilen müssen sich deshalb etwas ausführlicher mit diesem Fragenkomplex befassen.

Oberster Grundsatz ist, daß die Beziehungen zwischen Krankenkassen und Ärzten durch *schriftlichen Vertrag* geregelt werden, und daß die Bezahlung anderer Ärzte, von dringenden Fällen abgesehen, durch die Kasse abgelehnt werden kann.

Die Frage ist aber, wie diese schriftlichen Verträge *zustande kommen*; denn die Praxis zeigt, daß die dabei auftretenden Meinungsverschiedenheiten häufig sich nicht ohne weiteres durch Verhandlungen der Kasse und des betreffenden Arztes beilegen lassen. Hier eröffnet das Gesetz einen besonderen Weg der Regelung. Als zentrale Stelle für das ganze Reich ist zur Regelung der Beziehungen zwischen den Krankenkassen und den Ärzten ein *Reichsausschuß für Ärzte und Krankenkassen* gebildet. Er besteht aus 13 Mitgliedern. 10 hiervon werden je zur Hälfte auf die Dauer von 5 Jahren von den Spitzenve bänden der Ärzte und Krankenkassen gewählt. Welche Verbände dabei berechtigt sind, bestimmt der Reichsarbeitsminister. Die 3 weiteren Mitglieder ernennt der Reichsarbeitsminister nach Anhörung der genannten Spitzenverbände und betraut je einen mit der Führung des Vorsitzes und der Stellvertretung. Diese 3 Mitglieder werden als unparteiische Mitglieder bezeichnet. Im Bedarfsfall kann der Reichsarbeitsminister nach Anhörung der genannten Spitzenverbände auch Vertreter anderer Verbände der Krankenkassen und Ärzte in je gleicher Zahl mit beratender Stimme zuziehen.

Der Reichsausschuß übt eine wichtige Tätigkeit aus, die man als Satzung autonomer Rechtsnormen bezeichnen kann, die also eine autonome Verbandsgesetzgebung darstellt, ähnlich wie die Tarifverträge der Berufsverbände als autonome Rechtsquelle in der Wissenschaft anerkannnt sind. Er stellt bez. des abhängigen Arbeitsvertrags Richtlinien auf zur Sicherung gleichmäßiger und angemessener Vereinbarungen zwischen den Kassen und Ärzten. Sie können sich namentlich erstrecken auf die Zulassung der Ärzte, auf den Inhalt der Arztverträge und die Vergütung. Er kann auch seine Richtlinien selbst auslegen und ändern. Auch sollen die Richtlinien sich darauf erstrecken, wie durch den Nachweis freier Kassenarztstellen und Warnung vor Zuzug an überfüllte Plätze auf eine planmäßige Verteilung der Kassenärzte über das Reichsgebiet hingewirkt werden kann. Wenn die zum Reichsausschuß wahlberechtigten Verbände *zentrale Festsetzungen über die Vergütungen* an die Ärzte treffen wollen, können sie diese Festsetzungen dem Reichsausschuß übertragen.

Der Reichsausschuß hat auf Grund dieser Zuständigkeit *Richtlinien für den allgemeinen Inhalt der Arztverträge* erlassen. Sie enthalten u. a. Bestimmungen über *Zulassung und Arztsystem,* ferner über die *Vertragsform* (Einzelvertrag oder Kollektivvertrag), auch über die *Vergütung* (Pauschal- und Einzelvergütung). Die Überwachung der kassenärztlichen Tätigkeit erfolgt, unbeschadet der Tätigkeit der Vertragsärzte der Kasse, durch einen von der Ärztevertretung bestellten *Prüfungsausschuß,* an dessen Tätigkeit die Kasse entsprechend zu beteiligen ist. Auch die Pflichten der Kassenärzte sind genauer geregelt. Dafür ist eine *Dienstanweisung* vorgesehen, die einen Bestandteil des Vertrages bildet. Muster hierfür gibt der Reichsausschuß aus. Zur Erledigung allgemeiner Arzt- und Kassenangelegenheiten und zur Förderung der gedeihlichen Zusammenarbeit der Kasse und ihrer Ärzte ist bei jeder Kasse ein *Ausschuß für ärztliche Angelegenheiten* zu errichten, der in gleicher Anzahl aus Vertretern der für die Kasse tätigen Ärzte und aus Vertretern der Kasse zusammengesetzt ist. Den Vorsitz im Ausschuß führt abwechselnd ein Vertreter der Kassenärzte und der Kasse. Die Aufgabe des Ausschusses besteht darin, bei der Regelung aller die ärztliche Versorgung der Kassenmitglieder und Stellung der Ärzte betreffenden Fragen mitzuwirken und durch Anträge, Verhandlungen und gutachtliche Äußerungen die zweckmäßige und friedliche Lösung dieser Fragen zu fördern.

In Ausführung seiner Auslegungsbefugnis hat der Reichsausschuß in zahlreichen Fällen *grundsätzliche Beschlüsse über die Auslegung* seiner Richtlinien gefaßt, z. B. über den Begriff Krankheitsfall, ferner über Auslegung von Lücken usw.

Die Zuständigkeit des Reichsausschusses erstreckt sich ferner auf Grund besonderer Bestimmungen der RVO. noch auf verschiedene andere Angelegenheiten. Dahin gehören die *Bestimmungen über die Errichtung von Vertragsausschüssen,* auf die im folgenden noch näher einzugehen sein wird. Der Reichsausschuß hat Bestimmungen hierzu am 15. Januar 1925 erlassen. Dahin gehört weiter die Aufstellung von Richtlinien für die Tätigkeit von *Krankenschwestern.* Der Reichsausschuß hat solche Richtlinien am 10. April 1924 aufgestellt. Sie beschränken sich auf Krankenkassen mit ländlichen Bezirken. Krankenschwestern sind danach nur die staatlich anerkannten Krankenschwestern. Die Tätigkeit der von der Kasse als Pflegepersonal und Gehilfinnen der Ärzte hauptamtlich angestellten Krankenschwestern hat sich bei der Krankenbehandlung auf die

Krankenpflege und auf Hilfeleistung bei denjenigen Verrichtungen zu beschränken, die von Ärzten ausgeführt oder angeordnet werden. Wird eine Krankenschwester unmittelbar von einem Kranken oder dessen Angehörigen zugezogen, so hat sie den Kranken auf die Zuziehung eines Arztes hinzuweisen. Verboten ist den Krankenschwestern jede selbständige Beratung zum Zweck der Behandlung von Kranken und jede selbständige Hilfeleistung, abgesehen von Notfällen, aber auch dann nur bis zum Eingreifen des Arztes. Zur Zuständigkeit des Reichsausschusses gehört auch die Bestimmung derjenigen Fälle, in denen Kassenmitglieder von der anteilsweisen Tragung der Kosten für Arznei, Heil- und Stärkungsmittel befreit sind. Hierzu hat der Reichsausschuß am 10. April 1924 Bestimmungen erlassen. In dem Abschnitt III ist unter Krankenhilfe näher ausgeführt, welche Fälle dies sind. Es wird hierauf verwiesen.

Was die *innere Organisation des Reichsausschusses* anbelangt, so berät und beschließt er entweder als *engerer oder als weiterer Ausschuß*. Der *engere Ausschuß* besteht aus den von den Spitzenverbänden gewählten Mitgliedern. Den Vorsitz führt dabei abwechselnd ein Vertreter der Ärzte und der Krankenkassen. Die drei unparteiischen Mitglieder des Reichsausschusses gehören also nicht zum engeren Ausschuß. Jedoch ist der Vorsitzende des Reichsausschusses von allen Sitzungen des engeren Ausschusses rechtzeitig zu benachrichtigen, und es kann an den Sitzungen ein unparteiisches Mitglied des Reichsausschusses mit beratender Stimme teilnehmen. Der engere Ausschuß ist im allgemeinen zuständig für die Obliegenheiten, die oben als diejenigen „des Reichsausschusses" bezeichnet wurden. Nur die Angelegenheiten von grundsätzlicher Bedeutung sind dem weiteren Ausschuß vorzubehalten, ferner diejenigen Fälle, in denen der engere Ausschuß sich nicht einigen kann, letztenfalls sofern ein Arztvertreter oder der Kassenvertreter die Entscheidung durch den weiteren Ausschuß beantragt. Die Geschäftsordnung aber bestimmt, welche Angelegenheiten hierunter fallen, wie auch, welche Angelegenheiten von grundsätzlicher Bedeutung dem weiteren Ausschuß vorbehalten bleiben.

Die *Geschäftsordnung*, die sonach ein wesentlicher Bestandteil für das Wirken des Reichsausschusses ist, wird vom weiteren Ausschuß aufgestellt, und zwar stellt er sowohl eine Geschäftsordnung für den weiteren, als auch eine für den engeren Ausschuß auf. Zunächst bestand eine vorläufige Geschäftsordnung, die nunmehr als endgültige Geschäftsordnung vom 17. II. 1925 in den Amtl. Nachr. des Reichsversicherungsamts 1925, S. 192, veröffentlicht worden ist.

Das Gesetz kennt aber neben dem Reichsausschuß auch noch *Landesausschüsse* für Ärzte und Krankenkassen. Landesausschüsse für Ärzte und Krankenkassen können auf Vereinbarung derjenigen Arztverbände und Krankenkassen gebildet werden, die für den Bezirk eines Landes die Mehrheit der Ärzte und Krankenkassen umfassen. Auf gemeinsamen Antrag dieser Verbände kann die oberste Verwaltungsbehörde auch unparteiische Mitglieder für den Landesausschuß ernennen. In diesem Fall gilt auch hier die Trennung in einen weiteren und engeren Ausschuß, entsprechend wie beim Reichsausschuß.

Die *Zuständigkeit* des Landesausschusses umfaßt Aufstellung von Richtlinien für seinen Bezirk zur Ergänzung der Richtlinien des Reichsausschusses; Abweichungen von jenen sollen nur insoweit stattfinden, als dies nach den besonderen Verhältnissen des Landes nötig ist. Werden diese Richtlinien auf Beanstandung des Reichsausschusses hin nicht abgeändert, so kann der weitere Ausschuß des Reichsausschusses den Richtlinien die Zustimmung versagen. In diesem Fall dürfen sie nicht wie die unbeanstandeten Richtlinien den Entscheidungen des Schiedsamts zugrunde gelegt werden.

Die Zuständigkeit des Landesausschusses erstreckt sich ferner darauf, soweit keine zentralen *Festsetzungen für Arztvergütungen* für das Reich bestehen, solche für den Bezirk eines Landesausschusses zu treffen, wenn die betreffenden Verbände ihm die Festsetzung übertragen.

Die bisherigen Ausführungen über das Verhältnis der Ärzte und Krankenkassen bezogen sich auf den sachlichen Inhalt der Beziehungen. Nunmehr bleibt noch übrig, dasjenige formelle *Verfahren* zu betrachten, das *für das Zustandekommen von Arztverträgen* vom Gesetz vorgesehen ist. Auch hier spielt die Mitwirkung der beteiligten Arztverbände und Kassen eine ausschlaggebende Rolle. Es bestehen in dreifachem Aufbau übereinander Vertragsausschüsse, Schiedsämter und das Reichsschiedsamt.

Die *Vertragsausschüsse* stellen entweder selbst die Arztverträge auf, und zwar dann, wenn die einzelnen Kassen und ihre Ärzte ihnen die Aufstellung übertragen haben, oder wenn dies nicht der Fall, ist ihnen der vereinbarte Entwurf vorzulegen. Der Vertragsausschuß stellt dann Inhalt und Wortlaut des Vertrages fest. Ein solcher Vertragsausschuß besteht im Bezirk jedes Versicherungsamts und setzt sich grundsätzlich aus der gleichen Anzahl von Vertretern der Kasse und Ärzte des Bezirkes zusammen.

Kommt im Vertragsausschuß keine Einigung zustande oder einigen sich die Parteien nicht auf die vom Vertragsausschuß festgestellten Bedingungen, so beginnt ein besonderes *Schiedsverfahren.*

In erster Instanz entscheidet auf Anruf einer oder beider Vertragsparteien über die streitigen Punkte das *Schiedsamt.* Ein solches Schiedsamt besteht für den Bezirk eines jeden Oberversicherungsamts und setzt sich zusammen aus dem Vorsitzenden des Oberversicherungsamts oder dessen Stellvertreter als Vorsitzenden, zwei unparteiischen Mitgliedern und vier von den Parteien je zur Hälfte gewählten Mitgliedern. Die Zahl kann aber von der obersten Verwaltungsbehörde beschränkt werden auf einen unparteiischen Vorsitzenden und zwei Beisitzer aus der Zahl der Ärzte und Kassenvertreter. Die unparteiischen Mitglieder werden vom Vorsitzenden nach Anhörung der Kassen und Ärzte des Bezirks bestellt. Sie sollen beide in der Sozialversicherung erfahren sein und wenigstens einer von ihnen richterliche Vorbildung besitzen. Die Amtsdauer beträgt 5 Jahre. Die *Zuständigkeit des Schiedsamts* erstreckt sich auf die Entscheidung bei Streit über die Bedingungen eines Arztvertrages, ferner aber auch bei Streit aus bereits abgeschlossenen Arztverträgen, soweit die Parteien sich nicht über ein besonderes Schiedsgericht geeinigt haben. Das Schiedsamt hat seinen Entscheidungen die Richtlinien des Reichsausschusses und des zuständigen Landesausschusses zugrunde zu legen, soweit die Parteien nicht wichtige Gründe dagegen geltend machen. Dasselbe gilt für die zentralen Abmachungen für die Arztvergütungen, die vom Reichsausschuß oder Landesausschuß getroffen sind, wenn Streit über die Arztvergütungen entsteht. Die Richtlinien des Reichsausschusses und des Landesausschusses und die zentralen Abmachungen erlangen insbesondere dadurch eine weitgehende Bedeutung.

Das *Reichsschiedsamt* ist beim Reichsversicherungsamt gebildet. Es besteht aus unparteiischen Mitgliedern und ehrenamtlichen Vertretern der Ärzte und der Krankenkassen in der nötigen Zahl. Vorsitzender ist eines der unparteiischen Mitglieder, und zwar wird er wie auch sein Stellvertreter vom Präsidenten des Reichsversicherungsamts auf die Dauer von 5 Jahren bestellt. In der Regel wird der Vorsitzende aus den Direktoren oder Senatspräsidenten des Reichsversicherungsamts entnommen. Die weiteren unparteiischen Mitglieder werden durch Einigung der Spitzenverbände der Ärzte und Krankenkassen berufen, und zwar ebenfalls auf 5 Jahre. Mangels einer Einigung bestellt sie der Präsident des Reichsversicherungsamts. Die Vertreter der Ärzte und Krankenkassen schließlich werden auf die Dauer von 5 Jahren je zur Hälfte von den genannten Spitzenverbänden gewählt. Das Reichsschiedsamt entscheidet in der Besetzung von 9 Personen, nämlich einem Vorsitzenden, zwei weiteren unparteiischen Mitgliedern, von denen das eine die Befähigung zum Richteramt haben muß, und je drei Vertretern der Ärzte und der Krankenkassen. Der Präsident des Reichsversicherungsamts kann an Stelle des Vorsitzenden selbst den Vorsitz führen.

Die *Zuständigkeit des Reichsschiedsamts* besteht in der Entscheidung auf die Berufungen gegen die Entscheidungen der Schiedsämter. Die Berufung ist binnen einem Monat nach Zustellung einzulegen. Sie ist nur in einer bestimmten Art von Fällen zulässig. Die Grenzen sind aber vom Gesetz weit gezogen. Insbesondere ist die Berufung zulässig, wenn es sich um das Arztsystem oder um die Art der Arztzulassung oder um Einführung oder Änderung des Systems der Vergütungen handelt, ferner, wenn sich es um eine noch nicht festgestellte Auslegung gesetzlicher Vorschriften oder um eine sonstige Frage von grundsätzlicher Bedeutung handelt, neuerdings auch in Zulassungsfragen.

Geschäftsgang und Verfahren sowie die Tragung der Kosten bei den Schiedsämtern und beim Reichsschiedsamt sind vom Reichsversicherungsamt durch besondere Ausführungsbestimmungen geregelt.

Wo ein Landesversicherungsamt und Landesausschuß bestehen, kann die oberste Verwaltungsbehörde die Errichtung eines *Landesschiedsamtes beim Landesversicherungsamt* anordnen, das dann für seinen Bezirk an die Stelle des Reichsschiedsamtes tritt. Dies ist in Bayern geschehen.

Die *Wirkung der Entscheidungen* der Schiedsämter und des Reichsschiedsamts bzw. der Landesschiedsämter ist weitgehend. Sie sind für beide Teile bindend, und wenn eine Partei der Entscheidung nicht nachkommt, haftet sie der anderen für den ihr entstehenden Schaden. Auch ist eine Krankenkasse, die einer solchen Entscheidung nicht nachkommt, durch ihre Aufsichtsbehörde zur Befolgung anzuhalten. Kommt ein Arzt einer solchen für ihn bindenden Entscheidung nicht nach und liegt nicht etwa ein in seiner Person begründeter und von den Vertragsbedingungen unabhängiger wichtiger Grund hierfür vor, so kann ihn das Schiedsamt auf Antrag der anderen Partei bis zu 5 Jahren von der Zulassung bei allen Krankenkassen des Schiedsamtsbezirks oder bei einem Teil derselben ausschließen. Dieser Antrag kann auch von einer geschädigten Krankenkasse, die nicht Partei gewesen ist, sowie von der ärztlichen Vereinigung, die Partei gewesen ist und der der Arzt angehört hat, gestellt werden. Alle Ausführungsbestimmungen über die oben geschilderten Grundsätze des Gesetzes für das Verhältnis der Krankenkassen und Ärzte erläßt der Reichsarbeitsminister im Einvernehmen mit dem Reichsausschuß oder einem von ihm bestellten Unterausschuß. Solange dies noch nicht geschehen ist, gelten vorläufig noch die entsprechenden Vorschriften des Berliner Abkommens vom 22. Dezember 1913. Die sonstigen Bestimmungen des Berliner Abkommens gelten solange weiter, als sie nicht durch Richtlinien des Reichsausschusses ersetzt werden. Der Reichsausschuß stellt beim Erlaß von Richtlinien jeweils fest, welche Bestimmungen des Berliner Abkommens dadurch aufgehoben oder geändert werden. In denjenigen Ländern, für deren Gebiet an Stelle des Berliner Abkommens besondere Vereinbarungen zwischen den großen Verbänden von Ärzten und Krankenkassen getroffen sind, gelten die letzteren in der entsprechenden Weise weiter.

Nebenher geht noch ein *Einschreiten des Oberversicherungsamts,* wenn bei einer Krankenkasse die ärztliche Versorgung dadurch gefährdet wird, daß die Kasse keinen Vertrag zu angemessenen Bedingungen mit einer ausreichenden

Zahl von Ärzten schließen kann, oder dadurch, daß die Ärzte den Vertrag nicht halten. Die Beschlußkammer des Oberversicherungsamts ermächtigt in diesem Falle die Kasse auf ihren Antrag widerruflich, statt der Krankenpflege und sonstigen ärztlichen Behandlung Barleistungen zu gewähren und statt ärztlicher Behandlung im Rahmen der Wochenhilfe der Wöchnerin eine bare Beihilfe bis zu 30 Reichsmark zu leisten. Gleichzeitig kann das Oberversicherungsamt auch bestimmen, wie der Zustand des Erkrankten anders als durch ärztliche Bescheinigung nachgewiesen werden darf, und daß die Kasse statt der Gewährung ärztlicher Behandlung auch in ein Krankenhaus verweisen darf. Ferner kann das Oberversicherungsamt, wenn bei einer Krankenkasse die ärztliche Behandlung oder die Krankenhauspflege nicht den berechtigten Anforderungen der Erkrankten und Wöchnerinnen genügt, nach Anhören der Kasse anordnen, daß diese Leistungen noch durch andere Ärzte oder Krankenhäuser zu gewähren sind.

Eine Besonderheit gilt für *Kassen mit räumlich weitausgedehntem Bezirk.* Hier kann die Kasse zur Vermeidung von Fuhrkosten *Arztbezirke* bilden unter Berücksichtigung der Wege- und Flächenverhältnisse. Dabei soll in der Regel für jeden Bezirk ein Arzt bestellt werden. Will eine Kasse von dieser Befugnis Gebrauch machen, so hat sie es den bisher für sie tätigen Ärzten und dem für den Kassenbereich zuständigen örtlichen Ärzteverband zur Erklärung binnen angemessener Frist mitzuteilen. Geht kein Vorschlag der Ärzte oder des Verbandes ein oder findet keine Einigung statt, so entscheidet der bei der Kasse bestehende Überwachungsausschuß endgültig über Abgrenzung und Zuteilung der Bezirke. Bei dieser Entscheidung treten auf Antrag der Kasse an Stelle der sonstigen Vertreter der Krankenkasse im Überwachungsausschuß zwei vom Kassenvorstand bestellte besondere Vertreter, von denen der eine Arbeitgeber und der andere Arbeitnehmer sein muß. Die Bildung der Arztbezirke hat u. a. die Wirkung, daß die Kasse, abgesehen von dringenden Fällen, die Bezahlung der für den Arztbezirk nicht zuständigen Ärzte ablehnen kann. Jedoch bestimmt der Reichsausschuß die Voraussetzungen, unter denen einem Versicherten die Auswahl unter den bei der Kasse zugelassenen Ärzten freisteht, wenn er seinerseits die Mehrkosten übernimmt.

Auch für *Zahnärzte* gilt der Grundsatz, daß die Beziehungen zwischen den Krankenkassen und Zahnärzten durch schriftlichen Vertrag zu regeln sind und die Bezahlung anderer Zahnärzte, abgesehen von dringenden Fällen, abgelehnt werden kann. Genügt die zahnärztliche Behandlung bei einer Krankenkasse nicht, so kann das Oberversicherungsamt anordnen, daß die zahnärztliche Behandlung noch durch andere Zahnärzte zu gewähren ist.

b) Die Behörden der Krankenversicherung.

α) Die Aufsichtsbehörden.

Die Aufsicht ruht in den Händen des Versicherungsamts. Soweit es sich aber um die ordnungsmäßige ärztliche Versorgung und Krankenhauspflege handelt, ist statt des Versicherungsamts das Oberversicherungsamt Aufsichtsbehörde.

Die Aufsicht war ursprünglich darauf beschränkt, daß Gesetz und Satzung beobachtet wurde. Jetzt ist der maßgebliche § 30 RVO., der auch für die übrigen Zweige der Arbeiterversicherung gilt, neu gefaßt. Das Aufsichtsrecht erstreckt sich danach darauf, daß Gesetz und Satzung so beobachtet werden, wie es der Zweck der Versicherung erfordert. Neuerdings ist durch eine Gesetzesnovelle aber ausdrücklich hinzugesetzt, daß sich das nicht auf Zweckmäßigkeitsfragen der Selbstverwaltung bezieht. Die Aufsichtsbehörden sind, soweit sie Landesbehörden sind, an allgemeine Weisungen der obersten Verwaltungsbehörde ihres Landes, soweit sie Reichsbehörden sind, an allgemeine Anweisungen des zuständigen Reichsministers bei der Ausübung der Aufsicht gebunden. Wichtig ist auch die neue Vorschrift, daß der Reichsarbeitsminister für die Ausübung des Aufsichtsrechts Richtlinien erlassen kann. Die Aufsicht erstreckt sich auch auf die Beobachtung der Dienstordnung und der Krankenordnung.

β) Die rechtsprechenden Behörden.

Die zweite Gattung von Behörden, die in der Krankenversicherung eine erhebliche Rolle spielen, sind die mit der *Rechtsprechung befaßten besonderen Versicherungsbehörden.* Sie sind in einem dreifachen Aufbau übereinander errichtet, nämlich als Versicherungsämter, Oberversicherungsämter und Reichsversicherungsamt bzw. Landesversicherungsämter. Näheres über die Zusammensetzung siehe unter 5. im Abschnitt Verfahren.

Zunächst die *Versicherungsämter:* Sie sind die untersten Stellen der Rechtsprechung, und zwar entscheiden sie entweder im Spruch- oder im Beschlußverfahren. Im Spruchverfahren entscheiden sie in der Krankenversicherung u. a. bei Streit über die Leistungen der Krankenversicherung. Zusammengesetzt sind sie hierbei als Spruchausschuß aus einem Vorsitzenden und je einem ehrenamtlichen Beisitzer der Arbeitgeber und der Versicherten. Der Vorsitzende kann jedoch nach seinem Ermessen statt dessen eine Vorentscheidung erlassen. Gegen sie ist wahlweise binnen Monatsfrist der Antrag auf Entscheidung durch den mit Beisitzern besetzten Ausschuß des Versicherungsamts oder die Berufung an das Oberversicherungsamt zulässig. Auf der anderen Seite steht das Beschlußverfahren. Dies ist formloser und gibt dem Vorsitzenden insbesondere die Möglichkeit, jederzeit ohne Beisitzer zu entscheiden. Letzterenfalls hat seine Entscheidung nicht den Charakter einer Vorentscheidung, sondern es findet hiergegen nur das ordentliche Rechtsmittel der Beschwerde an das Oberversicherungsamt statt.

Gegen die Entscheidungen des Versicherungsamts in Leistungsstreitigkeiten der Krankenversicherung ist, wie erwähnt, Berufung an das *Oberversicherungsamt* möglich. Es entscheidet in einer Besetzung von jetzt 3, früher 5 Personen, nämlich Vorsitzender und je einem Beiseitzer der Arbeitgeber und Versicherten. Der Vorsitzende kann aber auch hier nach seinem Ermessen eine Vorentscheidung treffen, gegen die dann binnen Monatsfrist entweder der Antrag auf Kammerentscheidung des Oberversicherungsamts oder die Revision an das Reichsversicherungsamt bzw. Landesversicherungsamt, soweit diese überhaupt zulässig ist, offen steht.

Im Beschlußverfahren ist in zweiter Instanz die *Beschwerde* oder weitere Beschwerde gegen die Beschlüsse des Versicherungsamts möglich (§§ 1792, 1797 RVO.). Sie geht an das Oberversicherungsamt. Dieses entscheidet entweder als Beschlußkammer oder durch den Vorsitzenden allein. Der Vorsitzende kann nach seinem Ermessen ohne Beisitzer entscheiden, wenn nicht schon in der unteren Instanz Beisitzer zugezogen waren, oder wenn nicht eine Partei die Verhandlung mit Beisitzern beantragt. Wo das Oberversicherungsamt im Beschlußverfahren als Beschlußkammer entscheidet, ist die Kammer jetzt aus 4 Personen, früher 6 Personen, zusammengesetzt, nämlich aus dem Vorsitzenden, je einem Vertreter der Arbeitgeber und der Versicherten und aus einem zweiten Mitglied des Oberversicherungsamts.

In dritter Instanz geht im Spruchverfahren die Revision gegen die Krankenversicherungsurteile des Oberversicherungsamts an das *Reichsversicherungsamt,* und in denjenigen Ländern, in denen besondere *Landesversicherungsämter* eingerichtet sind (Bayern, Baden, Sachsen), an das Landesversicherungsamt. Gewisse Sachen sind aber der Revision überhaupt entzogen, um die Revisionsinstanz damit nicht zu belasten. Dahin gehören in der Krankenversicherung vor allem die Streitigkeiten um die Höhe des Kranken-, Haus- oder Sterbegeldes, ferner Unterstützungsfälle, in denen der Kranke überhaupt nicht oder weniger als 8 Wochen arbeitsunfähig war, auch die Streitigkeiten aus der Wochen- und Familienhilfe. Das Reichsversicherungsamt entscheidet im Spruchverfahren in Senaten, die aus dem Präsidenten, einem Direktor oder einem Senatspräsidenten als Vorsitzenden und aus je zwei Beisitzern bestehen. Unter ihnen ist je ein Vertreter der Arbeitgeber und der Versicherten, ein Mitglied des Reichsversicherungsamts und ein richterlicher Beisitzer. Im Beschlußverfahren ist das Reichsversicherungsamt bzw. Landesversicherungsamt zur Entscheidung über Beschwerden oder weitere Beschwerden zuständig.

2. Der Kreis der versicherten Personen in der Krankenversicherung.

Grundsatz ist die Versicherungspflicht. Nur nebenher geht in beschränktem Umfang die Möglichkeit der freiwilligen Versicherung.

a) Die Versicherungspflicht in der Krankenversicherung.

Die Versicherungspflicht tritt ohne weiteres mit der Tätigkeit in einer der vom Gesetz aufgestellten Berufsgruppen ein. Die Notwendigkeit der Beitragsleistung wird zwar durch die Tätigkeit begründet. Der Beitrag ist aber keine Vorbedingung für die Gewährung der Leistungen. Dadurch steht die Krankenversicherung im Gegensatz zur Invaliden- und Angestelltenversicherung. Nur in einigen Fällen tritt trotz Beschäftigung in einer Berufsgruppe der Krankenversicherung aus bestimmten Ausnahmegründen Versicherungsfreiheit ein (s. unten). Die Berufsgruppen umfassen sowohl die handarbeitende Bevölkerung, als auch im wesentlichen die Angestellten in gehobener Stellung mit Ausnahme der leitenden Angestellten. Demgemäß sind versicherungspflichtig zunächst alle Arbeiter, Gehilfen, Gesellen, Lehrlinge und Hausgehilfen — letztere früher als Dienstboten bezeichnet —. Ferner umfaßt die Versicherung die Betriebsbeamten, Werkmeister und alle Angestellten in ähnlich gehobener Stellung, diese aber nur, wenn sie die Beschäftigung im Hauptberuf ausüben. Auch Handlungsgehilfen und Gehilfen und Lehrlinge in Apotheken sind versicherungspflichtig, ferner Bühnenmitglieder und Musiker, ohne Rücksicht auf den Kunstwert ihrer Leistungen, Lehrer und Erzieher, weiter unter der Voraussetzung, daß diese Beschäftigung den Hauptberuf und die Hauptquelle der Einnahmen bildet, auch Angestellte in Berufen der Erziehung, des Unterrichts, der Fürsorge, der Kranken- und Wohlfahrtspflege, soweit sie nicht schon unter eine der vorgenannten Gruppen fallen. Schließlich ist versicherungspflichtig auch die Schiffsbesatzung deutscher Seefahrzeuge, soweit sie weder unter die Seemannsordnung noch unter das Handelsgesetzbuch fallen, und die Besetzung von Fahrzeugen der Binnenschiffahrt. Hausgewerbtreibende sind zwar an sich ein Mittelding zwischen den selbständigen Unternehmern und den Arbeitnehmern. Sie sind aber nach ausdrücklicher Vorschrift in die Krankenversicherungspflicht einbezogen.

Voraussetzung der Versicherungspflicht ist bei allen Berufsgruppen mit Ausnahme der handarbeitenden Bevölkerung und der Schiffer, daß ihr regelmäßiger Jahresverdienst die *Jahresarbeitsverdienstgrenze* nicht überschreitet. Sie wird vom Reichsarbeitsminister durch Verordnung festgesetzt und beträgt zur Zeit 2700 Reichsmark. Sogenannte soziale Zuschläge zum Lohn, die mit Rücksicht auf den Familienstand gezahlt werden (Frauen-, Kinderzulage), werden hierbei nicht mit eingerechnet. Bei den Hausgewerbtreibenden besteht eine entsprechende Grenze. Sie sind nur dann versicherungspflichtig, wenn ihnen kein jährliches Einkommen in der vom Reichsarbeitsminister festgesetzten Höhe sicher ist. Zur Zeit beträgt auch diese Grenze 2700 Reichsmark. Weiter ist bei allen Berufsgruppen mit Ausnahme der Lehrlinge erforderlich, daß sie überhaupt gegen *Entgelt* die Beschäftigung ausüben, mag das Entgelt an sich auch gering sein.

Die Tätigkeit bleibt unter besonderen Umständen *versicherungsfrei*, auch wenn an sich nach all den vorstehenden Vorschriften die Versicherungspflicht eintreten würde. Die Versicherungsfreiheit tritt entweder ohne weiteres kraft Gesetzes oder erst auf Antrag ein.

Kraft Gesetzes sind versicherungsfrei: Beamte, Ärzte, Zahnärzte in Betrieben oder im Dienst des Reiches, der Deutschen Reichsbahn-Gesellschaft, eines Landes, einer Gemeinde oder eines Versicherungsträgers, wenn ihnen im Krankheitsfall entweder Krankenhilfe mindestens in Höhe und Dauer der Regelleistungen der Krankenkassen oder gewisse ausreichende Ansprüche auf Gehalt, Ruhegeld oder ähnliche Bezüge im anderthalbfachen Betrage des Krankengeldes gewährleistet sind. Diese Versicherungsfreiheit ist auch auf nichtbeamtete Beschäftigte solcher Art ausgedehnt, die auf Lebenszeit oder nach Landesrecht unwiderruflich oder mit Anrecht auf Ruhegehalt angestellt sind, sofern die vorher angegebenen Voraussetzungen im übrigen für sie zutreffen. Eine nicht unerhebliche Rolle spielen auch diejenigen Fälle, in denen die Versicherungsfreiheit wegen vorübergehender Ausübung der betreffenden Tätigkeit eintritt. Das Nähere hierüber bestimmt eine Bekanntmachung vom 17. November 1923. Dort ist geregelt, was im Sinne des Gesetzes als versicherungsfreie vorübergehende Beschäftigung anzusehen ist. U. a. gehören hierher Dienstleistungen von Personen, die überhaupt keine berufsmäßige Lohnarbeit verrichten, wenn sie nur gelegentlich, insbesondere zur gelegentlichen Aushilfe, ausgeführt werden und auf weniger als eine Woche entweder nach der Natur der Sache beschränkt zu sein pflegen oder im voraus durch den Arbeitsvertrag auf diese Zeit beschränkt sind, ferner auch die Dienstleistungen von Personen, die sonst zwar berufsmäßige Lohnarbeit verrichten, die aber während vorübergehender Arbeitslosigkeit nur gelegentlich, insbesondere zur gelegentlichen Aushilfe, ausgeführt werden und auf höchstens 3 Arbeitstage entweder nach der Natur der Sache beschränkt zu sein pflegen oder im voraus durch den Arbeitsvertag beschränkt sind, ferner Dienstleistungen von Personen, die sonst überhaupt keine berufsmäßige Lohnarbeit verrichten und nun zwar in regelmäßiger Wiederkehr, aber nur nebenher und gegen ein geringfügiges Entgelt die betreffende Tätigkeit ausüben. Wichtig ist endlich auch der Fall, daß Berufsarbeiter während des Bestehens eines regelmäßigen versicherungspflichtigen oder wegen Pensionsgewährung versicherungsfreien Arbeitsverhältnisses zu einem bestimmten Arbeitgeber für andere Arbeitgeber tätig sind. Versicherungsfrei sind auch die Angehörigen der Schutzpolizei, ferner u. a. Personen, die zu ihrer wissenschaftlichen Ausbildung für den zukünftigen Beruf gegen Entgelt tätig sind, was meist für ärztliche Assistenten in Kliniken und Krankenhäusern zutrifft. Personen, die aus mehr charitativen Gründen tätig sind, sind unter bestimmten Voraussetzungen ebenfalls versicherungsfrei, nämlich Mitglieder geistlicher Genossenschaften, Diakonissen, Schwestern vom Roten Kreuz, Schulschwestern und ähnliche Personen, wenn sie sich aus überwiegend religiösen oder sittlichen Beweggründen mit Krankenpflege oder anderen gemeinnützigen Tätigkeiten beschäftigen und nicht mehr als freien Unterhalt oder ein geringes Entgelt beziehen, das nur zur Beschaffung der unmittelbaren Lebensbedürfnisse an Wohnung, Verpflegung, Kleidung u. dgl. ausreicht.

Auf der anderen Seite steht der *Eintritt der Versicherungsfreiheit auf Antrag.* Er greift Platz für Personen, die eine Invalidenrente beziehen oder dauernd Invalide im Sinne der Invalidenversicherung sind, solange der vorläufig unterstützungspflichtige Träger der Armenfürsorge einverstanden ist, ferner auch für Ausgesteuerte, d. h. für diejenigen Personen, die die Leistungen ihrer Kasse für die zulässige Höchstdauer bezogen haben und deshalb keinen Anspruch mehr auf die Leistungen der Krankenhilfe seitens einer Krankenkasse haben, solange die Arbeitsunfähigkeit oder die Notwendigkeit der Heilbehandlung während der Fortdauer derselben Krankheit besteht. Auf Antrag werden schließlich auch Lehrlinge aller Art befreit, solange sie im Betrieb ihrer Eltern beschäftigt sind, und Personen, die bei Arbeitslosigkeit in Arbeiterkolonien oder ähnlichen Wohltätigkeitsanstalten vorübergehend beschäftigt sind. In den beiden letzteren Fällen ist der Antrag aber von dem Arbeitgeber zu stellen. Ebenfalls auf Antrag des Arbeitgebers erfolgt die Befreiung bei Beamten anderer öffentlicher Körperschaften als der oben bereits genannten, wenn ihnen gegen ihren Arbeitgeber ein ausreichender Anspruch auf Krankenhilfe oder auf Gehalt oder ähnliche Bezüge in gewisser Höhe gewährleistet ist, oder wenn sie lediglich für ihren Beruf ausgebildet werden. Das gleiche gilt auch für nichtbeamtete Beschäftigte bei solchen Arbeitgebern, wenn sie auf Lebenszeit oder nach Landesrecht unwiderruflich oder mit Anrecht auf Ruhegehalt angestellt sind. Für Ärzte ist noch wissenswert, daß auf Antrag des Arbeitgebers die oberste Verwaltungsbehörde bestimmen kann, wieweit Ärzte und Zahnärzte versicherungsfrei sind, wenn ihnen gegen ihren Arbeitgeber einer der obengenannten Ansprüche gewährleistet ist.

Die Vorschriften über die Versicherungspflicht sind sonach derart mannigfaltig, daß nicht selten unter den Beteiligten Streit über die Versicherungspflicht entsteht. Solcher Streit wird im Beitragsstreitverfahren vor dem Versicherungsamt und auf Beschwerde gegen dessen Entscheidung vor dem Oberversicherungsamt ausgetragen. In grundsätzlichen Sachen kann unter Umständen das Reichsversicherungsamt oder das Landesversicherungsamt zur Entscheidung kommen.

b) Die freiwillige Versicherung in der Krankenversicherung.

Das Gesetz kennt die Versicherungsberechtigung zunächst für diejenigen Personen, die zwar nach der Art ihrer Tätigkeit in eine Berufsgruppe der Krankenversicherung fallen würden, aber aus besonderen Gründen versicherungsfrei sind, ferner auch schlechthin für alle Familienangehörigen des Arbeitgebers, die ohne eigentliches Arbeitsverhältnis und ohne Entgelt in seinem Betriebe tätig sind, und endlich für Kleinunternehmer, die in ihrem Betriebe regelmäßig überhaupt keine oder höchstens 2 Versicherungspflichtige beschäftigen. Sie sind berechtigt, in die Versicherung freiwillig einzutreten, wenn ihr Gesamtjahreseinkommen nicht die vom Reichsarbeitsminister bestimmte, zur Zeit 2700 Reichsmark betragende Grenze übersteigt. Allerdings kann die Kassensatzung auch noch weiter eine bestimmte Altersgrenze aufstellen und den Beitritt von der Vorlage eines ärztlichen Gesundheitszeugnisses abhängig machen.

Auf diese Art entsteht insbesondere eine umfangreiche Familienversicherung auf dem Gebiete der Krankenversicherung. Dies darf nicht verwechselt werden mit der sog. Familienhilfe, die noch unten näher zu besprechen ist. Sie tritt nur bei denjenigen Personen ein, die nicht schon selbst für ihre Person versichert sind.

Das Gesetz kennt ferner eine freiwillige Weiterversicherung. Ein Kassenmitglied, das aus der versicherungspflichtigen Versicherung ausscheidet und auf Grund der Reichsversicherung oder bei dem Reichsknappschaftsverein eine bestimmte Zeit, und zwar in den vorangegangenen 12 Monaten mindestens 26 Wochen oder unmittelbar vorher mindest 6 Wochen versichert war, hat nämlich die Befugnis, sich weiter bei der Kasse zu versichern, solange es sich im Inland aufhält und nicht eine andere Kassenmitgliedschaft erworben hat. Die Erklärung des Verbleibens muß aber binnen 3 Wochen der Kasse angezeigt werden.

Die Mitgliedschaft der Versicherungsberechtigten beginnt mit dem Tage des Beitritts.

3. Die Leistungen der Krankenversicherung.

Die Art und Höhe der Leistungen ist hier im Aufbau wesentlich beweglicher als bei den übrigen Versicherungszweigen; denn die Satzung hat großen Spielraum.

Man hat zu unterscheiden diejenigen Leistungen, die das Gesetz als Mindestleistungen vorschreibt, und diejenigen Leistungen, die durch die Satzung noch außerdem gewährt werden können. Erstere nennt das Gesetz Regelleistungen, letztere nennt es Mehrleistungen.

Die *Regelleistungen* der Krankenversicherung bestehen aus Krankenhilfe, Wochenhilfe, Sterbegeld und Familienhilfe.

a) Die Krankenhilfe.

Sie besteht aus Krankenpflege und Krankengeld. Unter gewissen Umständen können statt dessen auch Ersatzleistungen gegeben werden.

Die Krankenhilfe dauert grundsätzlich bis zum Ablauf der 26. Woche nach Beginn der Krankheit. Wenn jedoch Krankengeld erst von einem späteren Tage an bezogen wird, so werden die 26 Wochen von da an gerechnet. Eine Verlängerung ist als satzungsmäßige Mehrleistung bis zu einem Jahre zulässig.

α) Die Krankenpflege.

Voraussetzung der Krankenpflege ist eine Krankheit. Sie braucht nicht mit Arbeitsunfähigkeit verbunden zu sein. Krankheit ist dabei nach der Rechtsprechung ein anormaler Körperzustand, der in der Notwendigkeit ärztlicher Behandlung oder der Anwendung von Heilmitteln wahrnehmbar zutage tritt. Ein Zustand, der im medizinischen Sinne als Krankheit zu bezeichnen ist, braucht keine Krankheit im Sinne der RVO. zu sein, wenn er sich nicht durch die Notwendigkeit einer Kur oder durch Erwerbsunfähigkeit kundgibt.

Sie umfaßt ärztliche Behandlung und Versorgung mit Arznei, sowie Brillen, Bruchbändern und anderen kleineren Heilmitteln. In welcher Weise die ärztliche Behandlung gewährt wird, richtet sich nach den Erfordernissen des einzelnen Falles. Wichtig sind hier die neueren Vorschriften, die das Verhältnis der Ärzte zu den Krankenkassen regeln. Sie sind oben unter I. erörtert. Hier sei noch ergänzend bemerkt: Der Umfang der ärztlichen Behandlung ist in VII. der „Richtlinien des Reichsausschusses für Ärzte und Krankenkassen" vom 12. Mai 1924 näher behandelt. Eine wichtige Ergänzung hierzu stellen u. a. die von dem Reichsausschuß für Ärzte und Krankenkassen am 15. Mai 1925 aufgestellten Richtlinien für wirtschaftliche Arzneiverordnung dar (abgedruckt Reichs-Arbeitsblatt 1925, S. 255). Dort ist u. a. ausgeführt, daß die Krankenkassen zwar nur die notwendige Krankenpflege zu gewähren haben, daß aber darunter nicht eine minderwertige Krankenhilfe zu verstehen ist, sondern wenn der Heilzweck durch eine billigere Kur erreicht werden kann, so darf der Versicherte nicht die teuere verlangen. Von zwei gleichartig wirkenden Mitteln ist stets das wohlfeilere anzuwenden. Diesen Grundsatz haben die Kassenärzte vor allem bei der Arzneiverordnung zu beachten. Sie haben aber auch weiter nach denselben Richtlinien dafür zu sorgen, daß auch hygienische und diätetische Maßnahmen nach Möglichkeit berücksichtigt werden. Bei der Arzneiverordnung ist danach grundsätzlich nur das wirklich Notwendige zu verordnen und die gleichzeitige Verordnung mehrerer, dem gleichen Zweck dienenden Arznei- oder Stärkungsmittel zu vermeiden. Für die Arzneiverordnungsweise sind nicht die subjektiven Beschwerden oder Wünsche der Versicherten, sondern ausschließlich der objektive Befund als ausschlaggebende Grundlage anzusehen. In den Richtlinien wird an einzelnen Beispielen gezeigt, in welcher Weise sie sich beim Verordnen auswirken.

Daß auch die Beziehungen zwischen Krankenkassen und Zahnärzten durch schriftlichen Vertrag zu regeln sind, ist ebenfalls oben unter I. schon dargelegt.

Genügt bei einer Krankenkasse die ärztliche oder zahnärztliche Behandlung nicht den berechtigten Anforderungen der Erkrankten, so kann das Oberversicherungsamt nach Anhören der Kasse jederzeit anordnen, daß diese Leistungen noch durch andere Ärzte oder Krankenhäuser zu gewähren sind (§§ 372, 374 RVO.). Kann aber eine Krankenkasse überhaupt einen Vertrag zu angemessenen Bedingungen nicht mit einer ausreichenden Zahl von Ärzten schließen, oder halten die Ärzte den Vertrag nicht ein und wird in solchem Fall die ärztliche Versorgung ernstlich gefährdet, so ermächtigt das Oberversicherungsamt die Kasse, auf ihren Antrag widerruflich statt der ärztlichen Behandlung Barleistungen bis zwei Drittel des durchschnittlichen gesetzlichen Krankengeldes zu gewähren (§ 370 RVO.).

Zur Sicherung der Arzneiversorgung der Kassen ist der Satzung insbesondere die Befugnis verliehen, den Vorstand zum Abschluß von Lieferungsverträgen unter Vorzugsbedingungen zu ermächtigen.

In allen Fällen haben jetzt die Versicherten 10% der Kosten für Arznei, Heil- und Stärkungsmittel selbst zu tragen, während sie früher daran nicht beteiligt waren. Der Kassenvorstand hat auch die Befugnis noch darüber hinaus die Kassenmitglieder bis zu 20% dieser Kosten heranzuziehen, wenn nach seiner pflichtmäßigen Überzeugung andernfalls die Leistungsfähigkeit der Kasse durch diese Ausgaben gefährdet würde. Ausnahmen von der Heranziehung sind möglich. Sie werden vom Reichsausschuß für Ärzte und Krankenkassen näher bestimmt. Dies ist geschehen in einer Bestimmung vom 10. April 1924. Danach sind die Kassenmitglieder von der Bezahlung des Kostenanteiles befreit bei Erkrankungen infolge eines Unfalls, bei Entbindungen, die ärztliche Hilfe erfordern; bei Nachtverordnungen und allen von den Ärzten als „dringend" (Cito) bezeichneten Verschreibungen, schließlich alle Erwerbslosen. Als dringend können Verschreibungen durch Ärzte erfolgen zur schleunigen Abwendung einer Gefahr für Leben oder Gesundheit oder Beseitigung von akuten Schmerzzuständen, oder endlich zur schleunigen Verhütung von Ansteckung oder Übertragung von Krankheiten.

Die Krankenkasse kann Mehrleistungen an Krankenpflege durch die Satzung einführen. Sie kann nämlich auch noch andere als kleinere Heilmittel zubilligen, z. B. Krankenkost oder Zuschuß für Krankenkost, ferner auch Hilfsmittel gegen Verunstaltung, Verkrüppelung, die nach beendigtem Heilverfahren nötig sind, um die Arbeitsfähigkeit herzustellen oder zu erhalten, wie z. B. Krücken,

Prothesen usw. (§§ 193, 187 Nr. 3). Sie kann auch die Dauer der Krankenpflege bis auf 1 Jahr erweitern (§ 187 Nr. 1 RVO.).

Eine Abart der Krankenpflege ist die Fürsorge für Genesende, namentlich durch Unterbringung in ein Genesungsheim, die bis zur Dauer eines Jahres nach Ablauf der Krankenhilfe durch die Satzung gestattet werden kann. Auch prophylaktische Maßnahmen zur Verhütung von Erkrankung der einzelnen Kassenmitglieder kann die Satzung mit Zustimmung des Oberversicherungsamts vorsehen. Nach altem Recht durfte sie nur „allgemeine" vorbeugende Maßnahmen veranlassen. Über Ausdehnung der Krankenpflege auf Familienmitglieder s. unten Abschnitt IV.

Andererseits ist die Kasse unter Umständen in der Lage, die gesetzlichen Regelleistungen in Ausnahmefällen mittelbar und unmittelbar zu beschränken. Hierher gehört zunächst der oben schon erwähnte Fall einer vermehrten Heranziehung zu den Kosten für Arznei-, Heil- und Stärkungsmittel. Ferner gehört hierher die Befugnis zur Erhebung einer Gebühr für den Krankenschein nach dem neuen § 187b, endlich die Möglichkeit, daß die Kassensatzung mit Zustimmung des Oberversicherungsamts für kleinere Heilmittel einen Höchstbetrag festsetzt (§ 193 Abs. 1). In der Praxis entsteht aus diesem Grunde häufig Streit darüber, ob im Einzelfalle ein kleineres oder größeres Heilmittel oder eine ärztliche Behandlung vorliegt, da in den beiden letzten Fällen eine Beschränkung durch einen solchen Höchstbetrag nicht zulässig ist. Auf diesem Boden ist z. B. die grundsätzliche Entscheidung des Reichsversicherungsamts über die Diathermie ergangen, worin die Diathermie nicht als kleines Heilmittel, sondern als ärztliche Behandlung angesehen wird. Sie kann infolgedessen durch die Kassensatzung nicht auf einen Höchstbetrag begrenzt werden. Für Ausgesteuerte, d. h. Personen, die bereits in 12 Monaten für 26 Wochen hintereinander oder insgesamt Krankengeld oder Ersatzleistungen dafür bezogen haben, kann in einem neuen Versicherungsfall, der im Laufe der nächsten 12 Monate eintritt, die Krankenhilfe auf die Regelleistungen und auf die Gesamtdauer von 13 Wochen beschränkt werden. Dies gilt aber nur, wenn die Krankenhilfe durch dieselbe nicht gehobene Krankheitsursache veranlaßt wird (§ 188 RVO.).

Eine besondere Form der Krankenpflege ermöglicht § 185 RVO. Er gibt der Kasse die Befugnis, mit Zustimmung des Versicherten *Hilfe und Wartung durch Krankenpfleger*, Krankenschwestern oder andere Pfleger namentlich auch dann zu gewähren, wenn die Aufnahme des Kranken in ein Krankenhaus geboten, aber nicht ausführbar ist, oder ein wichtiger Grund vorliegt, den Kranken in seinem Haushalt oder bei seiner Familie zu belassen. Man bezeichnet dies als Hauspflege. Einen Schritt weiter geht der neue § 185a. Danach können bei Krankenkassen mit räumlich weit ausgedehntem Bezirk die Kassen Krankenschwestern als Pflegepersonen und als Gehilfinnen der Ärzte anstellen. Für die Tätigkeit solcher Schwestern kann der Reichsausschuß für Ärzte und Krankenkassen Richtlinien aufstellen. Er hat dies, und zwar begrenzt für Krankenkassen mit ländlichem Bezirk, am 10. IV. 1924 getan. Darin wird zur Vorbedingung gemacht, daß die Schwester staatlich anerkannt ist. Ihre Tätigkeit, soweit sie hauptamtlich von Kassen als Pflegepersonal und als Gehilfinnen der Ärzte angestellt sind, hat sich bei der Krankenbehandlung auf die Krankenpflege und auf Hilfeleistungen bei durch Ärzte ausgeführten oder angeordneten Verrichtungen zu beschränken. Verboten ist Krankenschwestern jede selbständige Beratung zum Zweck der Behandlung von Kranken, ferner selbständige Hilfeleistungen, abgesehen von Notfällen, und auch dann nur erlaubt bis zum Eingreifen des Arztes, und endlich die Beeinflussung von Kranken zugunsten oder zu ungunsten bestimmter Ärzte. Hält ein Arzt die Hinzuziehung einer Schwester zur Pflege der Hilfeleistung für notwendig, so hat er für die Benachrichtigung der Kasse zu sorgen. Die Schwestern haben bei der Krankenbehandlung die Anweisungen des Arztes gewissenhaft auszuführen. Beschwerden von Ärzten gegen solche Schwestern und umgekehrt gehören vor den bei der Kasse bestehenden Ärzteausschuß.

Eine weitere Ersatzleistung ist die *Krankenhauspflege*. Durch sie wird nicht nur die Krankenpflege, sondern auch das Krankengeld abgelöst. Die Krankenhauspflege besteht in Kur und Verpflegung in einem Krankenhause und kann von der Kasse gemäß § 184 RVO. nach ihrem Ermessen an Stelle der Krankenpflege und des Krankengeldes bewilligt werden. Andererseits aber ist sie nicht berechtigt, von dieser Befugnis ohne Zustimmung des Kranken Gebrauch zu machen, wenn der Kranke einen eigenen Haushalt hat oder Mitglied des Haushaltes seiner Familie ist; dabei genügt bei Minderjährigen über 16 Jahre ihre eigene Zustimmung, ohne daß auch diejenige des gesetzlichen Vertreters einzuholen wäre. Die Zustimmung des Erkrankten ist nur in einzelnen Fällen nicht erforderlich, nämlich wenn die Art der Krankheit eine Behandlung oder Pflege verlangt, die in der Familie des Erkrankten unmöglich ist, oder wenn es sich um eine ansteckende Krankheit handelt, oder als Strafmaßnahme, wenn der Erkrankte wiederholt der Krankenordnung oder den Anordnungen des behandelnden Arztes zuwider gehandelt hat, endlich wenn der Zustand des Kranken fortgesetzte Beobachtung erfordert. Neben die Krankenhauspflege tritt bei denjenigen Versicherten, die bisher aus ihrem Arbeitsverdienst Angehörige ganz oder überwiegend unterhalten haben, eine Barleistung in Gestalt des Hausgeldes. Es darf nicht mit dem Krankengeld verwechselt werden. Die Höhe des Hausgeldes beträgt die Hälfte des rechnungsmäßigen Krankengeldes, das aber, wie erwähnt, hier nicht etwa außerdem gezahlt wird, sondern überhaupt bei der Krankenhauspflege wegfällt. Die Auszahlung des Hausgeldes erfolgt unmittelbar an die Angehörigen (§ 186 RVO.). Als satzungsmäßige Mehrleistung kann das Hausgeld bis zum Betrage des gesetzlichen Krankengeldes erhöht werden. Ferner kann als satzungsmäßige Mehrleistung bei Krankenhauspflege ein Krankengeld bis zur halben gesetzlichen Höhe einem Versicherten zugebilligt werden, für den kein Hausgeld zu zahlen ist. Besondere Schwierigkeiten entstehen, wenn die Krankheit durch Unfall entstanden ist. Näheres hierüber s. unten Abschnitt „Unfallversicherung“.

β) Das Krankengeld.

Der zweite Bestandteil der Krankenhilfe ist das Krankengeld. Es besteht neben der Krankenpflege, stellt also die Barleistung als Ergänzung zu der Sachleistung dar. Die Höhe des Krankengeldes ist vom Gesetz in bestimmte Grenzen gewiesen. Es beträgt für jeden Kalendertag $^1/_2$ des sog. Grundlohnes. Was dabei als Grundlohn anzusehen ist, bestimmt § 180 RVO. Es gibt 2 Arten, in denen die Kasse den Grundlohn bemessen kann. Entweder setzt ihn der Kassenvorstand nach Lohnstufen fest, und zwar in Höhe des durchschnittlichen Arbeitsentgeltes jeder Lohnstufe für den Kalendertag, oder die Satzung bestimmt die Berechnung nach Mitgliederklassen, wobei die sämtlichen Versicherten der Kasse in einzelne Berufsklassen eingeteilt werden; in diesem Fall wird das durchschnittliche Tagesentgelt der betreffenden Klasse zugrunde gelegt. Als drittes System war früher die Berücksichtigung des wirklichen Arbeitsverdienstes möglich. Der Kassenvorstand konnte nämlich auch, wenn die Satzung die Berechnung nach Lohnstufen oder Mitgliederklassen vorsieht, den wirklichen Arbeitsverdienst der einzelnen Versicherten als Grundlohn bestimmen. Diese Befugnis war zeitlich begrenzt vom Gesetz aufgenommen und ist durch Zeitablauf beseitigt.

Grundsätzlich beträgt das Krankengeld von dem Betrag, der sich hiernach als Grundlohn für den betreffenden Versicherten ergibt, die Hälfte.

Voraussetzung für das Krankengeld ist, daß die Krankheit den Versicherten arbeitsunfähig macht. Der Grund hierfür ist der, daß das Krankengeld als Ersatzleistung für den entgangenen Arbeitsverdienst gedacht ist. Arbeitsunfähigkeit darf dabei nicht verwechselt werden mit den Begriffen Erwerbsunfähigkeit im Sinne der Unfallversicherung, Invalidität im Sinne der Invalidenversicherung und Berufsunfähigkeit nach der Angestelltenversicherung. Arbeitsunfähigkeit bedeutet vielmehr die Unfähigkeit zur Fortsetzung der bisher ausgeübten Arbeit, ohne daß im allgemeinen eine Verweisung auf den allgemeinen Arbeitsmarkt oder auf andere, sei es auch enger begrenzte Berufsgruppen, möglich wäre. Nur in ganz begrenztem Umfang hat die Rechtsprechung zugelassen, daß Arbeitsunfähigkeit dann verneint wird, wenn der Versicherte noch andere Arbeiten ähnlicher Art ausüben könnte.

Während die Krankenpflege unmittelbar mit dem Beginn der Krankheit einsetzt, besteht für das Krankengeld eine kurze *Wartezeit* (Karenzzeit). Es wird erst vom 4. Krankheitstag an gewährt. Tritt die Arbeitsunfähigkeit aber erst später ein, so beginnt erst von da an das Krankengeld.

Früher wurde das Krankengeld nur für jeden Wochentag der Arbeitsunfähigkeit gewährt, fiel also bei Sonn- und Feiertagen weg. Jetzt wird das Krankengeld schlechthin für jeden Kalendertag der Arbeitsunfähigkeit gewährt.

Das Krankengeld endet spätestens mit dem Ablauf der 26. Woche vom Tage des Bezuges an. Dabei wird aber nicht mitgerechnet eine Zeit, in der nur Krankenpflege bezogen wird.

Eine Erweiterung des Krankengeldbezugs *als satzungsmäßige Mehrleistung* ist in verschiedenen Richtungen möglich. Die Satzung kann einmal den Krankengeldbezug bis auf 1 Jahr verlängern. Sie kann ferner eine Erhöhung des Krankengeldes bis auf drei Viertel des Grundlohnes vornehmen. Sie kann auch von der Karenzzeit absehen und schon vom ersten Tag der Arbeitsunfähigkeit das Krankengeld zubilligen. Die Satzung kann ferner mit Zustimmung des Oberversicherungsamts den Vorstand ermächtigen, für eingetretene Versicherungsfälle die Barleistungen entsprechend den Veränderungen des Geldwertes zu erhöhen. Endlich kann sie mit Zustimmung des Oberversicherungsamts das Krankengeld für Verheiratete und Ledige sowie nach der Zahl der Kinder und sonstigen Angehörigen abstufen, auch Zuschläge zum Krankengeld für alle oder nur für die niedrigeren Lohnstufen bewilligen. Diese Vorschrift ist neu und entspricht dem auch in den Leistungen der Sozialversicherung mehr und mehr vertieften Prinzip einer Berücksichtigung der Verschiedenartigkeit der Familien- und Lohnverhältnisse.

Umgekehrt gibt das Gesetz aber auch die Möglichkeit zu einer Beschränkung oder Versagung des Krankengeldes, u. a. bei Krankheit durch eine strafbare Handlung, sofern dieses Delikt mit Verlust der bürgerlichen Ehrenrechte bedroht ist.

Über Krankengeld bei Unfallerkrankungen s. unten Abschnitt „Unfallversicherung".

b) Die Wochenhilfe.

Die alte RVO. kannte als Regelleistung der Wochenhilfe nur Wochengeld. Die Pflichtleistungen wurden dann wesentlich erweitert als Kriegswochenhilfe. Diese wurde an Ehefrauen von Kriegsteilnehmern und an unverehelichte Personen gewährt, die Kinder von Kriegsteilnehmern hatten. Aus ihr ist die heutige Wochenhilfe hervorgegangen. Sie hat zwei Formen, einerseits diejenige Wochenhilfe, die den versicherten weiblichen Kassenmitgliedern gewährt wird, und anderseits die Familienwochenhilfe, die gewissen nichtversicherten Wöchnerinnen wegen ihrer Familienbeziehungen zu versicherten Mitgliedern zuteil wird. Erstere soll hier, letztere unten unter d) Familienhilfe betrachtet werden. Die Kriegszeit hatte daneben noch die Wochenfürsorge unter organisatorischer Heranziehung der Krankenkassen geschaffen. Sie ist reine öffentliche Fürsorge, wird ohne Beitragsleistung der Beteiligten aus allgemeinen öffentlichen Mitteln gespeist und ist daher von der Sozialversicherung durchaus wesensverschieden. Die Kosten trug früher das Reich. Jetzt ist sie durch die VO. über Fürsorgepflicht vom 13. II. 1924 den Ländern übertragen.

Die Wochenhilfe für Versicherte wird an weibliche Versicherte gewährt, die in den letzten 2 Jahren vor der Niederkunft mindestens 10 Monate, im letzten Jahr vor der Niederkunft aber mindestens 6 Monate hindurch auf Grund der Reichsversicherung oder bei dem Reichsknappschaftsverein gegen Krankheit versichert gewesen sind.

Die Regelleistungen der Wochenhilfe bestehen in folgendem: Es werden bei der Entbindung oder bei Schwangerschaftsbeschwerden zunächst Hebammenhilfe, Arznei und kleinere Heilmittel, sowie ärztliche Behandlung gewährt, letztere wenn sie erforderlich wird. Dazu tritt ein einmaliger Geldbetrag zu den sonstigen Entbindungskosten und im Falle von Schwangerschaftsbeschwerden in Höhe von jetzt 10 RM. Findet eine Entbindung nicht statt, so sind als Beitrag zu den Kosten bei Schwangerschaftsbeschwerden 6 RM. zu zahlen. Als dritte Leistung wird ein tägliches Wochengeld für 4 Wochen vor und 6 zusammenhängende Wochen unmittelbar nach der Niederkunft gewährt. Das Wochengeld vor der Entbindung wird von 4 auf 6 Wochen verlängert, wenn die Schwangere während dieser Zeit keine Beschäftigung gegen Entgelt ausübt und vom Arzt festgestellt wird, daß die Entbindung voraussichtlich innerhalb 6 Wochen stattfinden wird. Schließlich wird noch ein Stillgeld gezahlt.

Diese Regelleistungen können durch die Satzung in mehrfacher Beziehung zu Mehrleistungen erweitert werden. Sie kann den Wochengeldbezug bis auf 13 Wochen und den Stillgeldbezug bis auf 26 Wochen verlängern, auch den einmaligen Entbindungskostenbeitrag von 10 RM. bis auf 25 RM. erhöhen. Ferner kann sie mit Zustimmung des Oberversicherungsamts das Wochengeld höher als das Krankengeld bemessen bis zu einem Höchstbetrag von drei Viertel des Grundlohnes. Die Satzung kann schließlich Schwangeren, die der Kasse mindestens 6 Monate angehören, ein Schwangerengeld zubilligen, wenn sie infolge der Schwangerschaft arbeitsunfähig werden. Es hat die Höhe des Krankengeldes und dauert bis längstens 6 Wochen.

Die Kasse kann mit Zustimmung der Wöchnerin an Stelle des Wochengeldes Kur und Verpflegung in einem Wöchnerinnenheim oder Hilfe und Wartung durch Hauspflegerinnen gewähren (§ 196). In diesem Fall kann sie bis zur Hälfte des Wochengeldes abziehen. Erfolgt die Unterbringung in einem Wöchnerinnenheim bei einer Versicherten, die bisher aus ihrem Arbeitsverdienst Angehörige ganz oder überwiegend unterhalten hat, so ist daneben ein Hausgeld für die Angehörigen unmittelbar in Höhe des halben Krankengeldes zu zahlen.

c) Sterbegeld.

Das Sterbegeld ist eine einmalige Barleistung der Krankenkasse, die beim Tode eines Versicherten fällig wird. Als Regelleistung wird sie beim Tod des Versicherten in Höhe des zwanzigfachen Grundlohnes gezahlt. Wenn ein als Mitglied der Kasse Erkrankter binnen einem Jahre nach Ablauf der Krankenhilfe an derselben Krankheit stirbt (sog. Ausgesteuerter), so ist weiter noch erforderlich, daß er bis zum Tode arbeitsunfähig gewesen ist.

Als Mehrleistung kann die Satzung den Betrag bis zum vierzigfachen Grundlohn erhöhen, auch den Mindestbetrag bis auf 50 Reichsmark erweitern.

Das Sterbegeld ist als Deckung für die Bestattungskosten gedacht. Deshalb bestimmt § 203 RVO. ausdrücklich, daß von dem Sterbegeld zunächst die Kosten der Bestattung bestritten und an denjenigen gezahlt werden, der die Bestattung besorgt hat. Der etwa verbleibende Überschuß geht an die vom Gesetz aufgezählten Hinterbliebenen.

d) Die Familienhilfe.

Das Gesetz führt die Familienhilfe unter einen besonderen Abschnitt auf. Streng genommen ist aber die Familienhilfe jeweils eine Erweiterung der unter **a bis c** aufgeführten Leistungen der Krankenhilfe, Wochenhilfe und des Sterbegeldes. Der Versicherungsfall für die Familienhilfe ist an sich derselbe wie dort, nämlich Krankheit, Niederkunft oder Tod. Die besondere Bedeutung der Familienhilfe liegt nur darin, daß sie ihre Leistungen anläßlich jener Versicherungsfälle auf gewisse Familienangehörige ausdehnt, die nicht selbst zu den Versicherten gehören. Demgemäß gibt es drei Arten der Familienhilfe.

Zunächst kommt in Betracht diejenige Familienhilfe, die auf dem Gebiete der Krankenhilfe liegt. Sie besteht darin, daß die Krankenpflege durch die Satzung an solche Familienangehörige der Versicherten zugebilligt werden kann, die nicht schon ohnedies anderweit nach der RVO. Anspruch auf Krankenpflege haben.

Eine zweite Art der Familienhilfe betrifft das Sterbegeld. Ihr Wesen liegt darin, daß das Sterbegeld durch die Satzung auch beim Tode des Ehegatten oder eines Kindes eines Versicherten, also nicht nur beim Tode des Versicherten selbst, gewährt werden kann.

Der wichtigste Zweig der Familienhilfe ist die *Familienwochenhilfe*. Sie besteht darin, daß Wochenhilfe über den Kreis der versicherten Wöchnerinnen hinaus auch an Ehefrauen sowie an diejenigen Töchter, Stief- und Pflegetöchter der Versicherten, die mit diesem in häuslicher Gemeinschaft leben, gewährt wird. Weitere Voraussetzung ist aber, daß sie ihren gewöhnlichen Aufenthalt im Inland haben, ferner, daß ihnen nicht schon ohnedies ein Anspruch auf Wochenhilfe nach dem Gesetz zusteht — was im Falle der eigenen Versicherung zutreffen würde —, und schließlich muß die versicherte Person, zu der sie in dem oben geschilderten Verwandtschaftsverhältnis stehen, in den letzten 2 Jahren vor der in Frage stehenden Niederkunft mindestens 10 Monate hindurch und im letzten Jahr vor der Niederkunft mindestens 6 Monate auf Grund der Reichsversicherung oder bei dem Reichsknappschaftsverein gegen Krankheit versichert gewesen sein.

Die Familienwochenhilfe lehnt sich in ihren *Leistungen* an die oben unter b erörterte Wochenhilfe eng an.

4. Die Aufbringung der Mittel der Krankenversicherung.

Die Mittel der Krankenversicherung werden durch Beiträge der Beteiligten aufgebracht, und zwar tragen die Arbeitgeber ein Drittel, die Versicherten zwei Drittel. Freiwillig Versicherte zahlen ihren Beitrag allein.

Bei den Pflichtversicherten geht die Beitragsleistung in der Weise vor sich, daß der Arbeitgeber den ganzen Beitrag an die Kasse an den bestimmten Zahltagen einzahlt und der Versicherte sich einen Lohnabzug in Höhe seines Beitragsteiles gefallen lassen muß. Ist ein Arbeitgeber mit der Zahlung der Beiträge länger als eine Woche in Verzug, so kann ein Aufschlag zu den Beträgen erhoben werden. Während des Bezugs von Wochen- und Schwangerengeld sind Beiträge von Versicherten so lange nicht zu entrichten, als sie nicht gegen Entgelt arbeiten.

Für Hausgewerbtreibende und Ersatzkassenmitglieder, ferner für unständig Beschäftigte bestehen Besonderheiten.

Ersatzkassenmitglieder konnten früher nur ein Ruhen ihrer Mitgliedschaft bei der sonst zuständigen Krankenkasse für die Dauer ihrer Zugehörigkeit bei der Ersatzkasse beantragen. Jetzt dagegen sind sie auf Vorlage einer Bescheinigung über ihre Ersatzkassenzugehörigkeit bei ihrem Arbeitgeber ohne weiteres von der Zugehörigkeit zu der sonst zuständigen Krankenkasse frei. In diesem Falle hat die Ersatzkasse hinsichtlich der Befreiten Anspruch auf den vollen Arbeitgeberbeitragsteil, den der Arbeitgeber sonst an die zuständige Krankenkasse abzuführen hätte.

Die Beitragsleistung kann praktisch nur Hand in Hand mit dem *Melde- und Auskunftswesen* betrachtet werden. Um nämlich die Beitragsleistung ordnungsmäßig überwachen zu können, stellt das Gesetz eine Meldepflicht des Arbeitgebers auf, bei deren Verletzung er sich strafbar macht. Auch ist der Kasse die Befugnis zuerkannt, Auskünfte von den Arbeitgebern zu verlangen. Um aber in gewissen größeren Betrieben die Betriebsverwaltung nicht zu sehr auf diese Weise zu belasten, ist dem Kassenvorstand das Recht zuerkannt, mit solchen Betriebsinhabern Vereinbarungen über Einreichung von Listen und Offenhaltung der Bücher zur Einsicht der Krankenkasse zu treffen; in diesem Fall besteht dann keine Meldepflicht. Davon abgesehen, kann auch der Reichsarbeitsminister Bestimmungen zur Vereinfachung des Meldewesens treffen.

Die eingehenden Mittel werden nach den Grundsätzen *verwaltet*, wie sie oben angegeben sind. Hier ist noch als Besonderheit anzufügen, daß die Mittel der Kasse außer zu den satzungsmäßigen Leistungen und zu einer Rücklage für Verwaltungskosten auch noch zu Zwecken der besonderen oder allgemeinen Krankheitsverhütung verwendet werden dürfen. Dabei ist die Verwendung zur besonderen Krankheitsverhütung neu eingeführt, da die Befugnis der Kasse zur Ergreifung von Maßnahmen vorbeugender Art auch gegenüber einzelnen Kassenmitgliedern erst neu in die Reichsversicherungsordnung aufgenommen ist. Die Satzung kann auch weiter den Vorstand ermächtigen, für Sozialrentner sowie für Erwerbslose, die nicht der Erwerbslosenfürsorge unterliegen oder aus ihr ausgeschieden sind, sowie für andere Fürsorgeempfänger die Krankenpflege zu übernehmen, sofern der Kasse Ersatz ihrer vollen Aufwendungen für den Einzelfall sowie eines angemessenen Teiles ihrer Verwaltungskosten gewährleistet wird.

Grundsätzlich trägt die Kasse die ganzen Ausgaben allein und verwaltet demgemäß auch allein ihre Mittel. Da sich aber bei gewissen Aufgaben die einzelne Kasse als nicht ausreichend leistungsfähig gezeigt hatte, war neu eine *Gemeinlast* vom Gesetz eingeführt worden. Sie bestand darin, daß die Krankenkassen im Bezirk jedes Oberversicherungsamts im Verhältnis zueinander einen Teil ihrer Aufwendungen gemeinschaftlich trugen. Dahin gehörten die Aufwendungen für die Wochenhilfe, soweit sie überhaupt die Krankenkassen zu tragen haben, und ein Teil der Aufwendungen für die Krankenpflege weiblicher Versicherter. Abrechnungsstelle für die Gemeinlast war das Oberversicherungsamt. Die sämtlichen Vorschriften über die Gemeinlast sind aber neuerdings wieder beseitigt worden.

5. Das Verfahren der Krankenversicherung.

Unter I Ziffer 1 wurde bereits die Aufgabe derjenigen Behörden dargestellt, die im Verfahren der Krankenversicherung tätig werden. Dort wurde auch weiter schon der grundsätzliche Unterschied zwischen Spruch- und Beschlußverfahren entwickelt. Es wird hierauf Bezug genommen. Hier sei noch rein verfahrungsrechtlich nachgetragen, daß die Leistungen der Krankenversicherung nicht wie in den übrigen Zweigen der Sozialversicherung gleich durch einen förmlichen Bescheid festgestellt werden, sondern sie werden zunächst formlos im Verwaltungsweg bewilligt, und nur bei Streit wird auf Anrufen das Versicherungsamt als Entscheidungsstelle in erster Instanz tätig. Der Lauf des Berufungsverfahrens an das Oberversicherungsamt und des Revisionsverfahrens an das Reichsversicherungsamt ist bereits geschildert.

II. Die Unfallversicherung.

Die Unfallversicherung knüpft an den Betriebsunfall als Versicherungsfall an. Sie gibt Leistungen, wenn durch Betriebsunfall eine Gesundheitsbeschädigung eingetreten ist, die die Erwerbsfähigkeit beeinträchtigt, oder wenn der Betriebsunfall den Tod des Verletzten verursacht hat. Als Besonderheit ist aber im Gegensatz zu allen übrigen Zweigen der Sozialversicherung für die Unfallversicherung noch das festzuhalten, daß sie nicht nur diese Auswirkung für den Versicherten selbst hat, sondern auch unmittelbar in die zivilrechtliche Haftung des Unternehmers befreiend eingreift. Der Unternehmer wird von seiner zivilrechtlichen Haftbarkeit gegenüber dem Verletzten und seinen Hinterbliebenen befreit, wenn er nicht etwa durch eine vorsätzliche im Strafverfahren festgestellte strafbare Handlung den Betriebsunfall herbeigeführt hat. Etwas weiter geht die Haftung des Unternehmers im Innenverhältnis gegenüber der Berufsgenossenschaft. Ihr gegenüber ist er haftpflichtig, wenn strafgerichtlich festgestellt wird, daß er den Unfall vorsätzlich oder fahrlässig mit Außerachtlassung derjenigen Aufmerksamkeit herbeigeführt hat, zu der er vermöge seines Berufes oder Gewerbes besonders verpflichtet war. Er haftet in diesem Fall für alles, was die Berufsgenossenschaft nach Gesetz oder Satzung aufwenden muß.

Das Gesetz spaltet die Unfallversicherung in 3 Untergruppen, die getrennt behandelt sind: gewerbliche, landwirtschaftliche und Seeunfallversicherung.

1. Organisation der Unfallversicherung.

Auch hier ist zu unterscheiden zwischen den Versicherungsträgern, die den Sitz der Selbstverwaltung darstellen, und zwischen den in der Unfallversicherung tätigen staatlichen Behörden.

a) Die Selbstverwaltung der Unfallversicherung.

Versicherungsträger sind hier die *Berufsgenossenschaften.* Sie sind aus den Unternehmern gebildet. Die Arbeitnehmer sind keine Mitglieder und haben demgemäß auch keine Beiträge zu entrichten. In gewisser Beziehung nehmen auch die Arbeitnehmer an der Verwaltung teil, nämlich bei der Aufstellung der Unfallverhütungsvorschriften und bei Erteilung der Leistungsbescheide.

Die Berufsgenossenschaften sind nach rein beruflichen Grundsätzen errichtet. Nur in der Landwirtschaft ist der Aufbau territorial in Anlehnung an die staatlichen Verwaltungsbezirke. Für Privatfahrzeug- und Reittierbesitzer ist eine besondere Versicherungsgenossenschaft eingerichtet, die aber ihrer rechtlichen Natur nach ebenso den Charakter als Versicherungsträger besitzt. Bei einigen Berufsgenossenschaften bestehen Zweigstellen, die nicht selbst Versicherungsträger, sondern nur Verwaltungsstellen der betreffenden Berufsgenossenschaften sind. Dies ist der Fall bei den Baugewerksberufsgenossenschaften, bei der Tiefbauberufsgenossenschaft und bei der Seeberufsgenossenschaft. Erstere umfassen Bauarbeiten, die nicht gewerbsmäßig ausgeführt werden, letztere die Kleinbetriebe der See- und Küstenschiffahrt.

Während die oben geschilderten Versicherungsträger als die regelmäßigen Versicherungsträger bezeichnet werden können, sind auch hier, ähnlich wie in der Krankenversicherung, gewisse *Ersatzversicherungsträger* zu nennen. Dies sind Reich, Länder, Gemeinden und andere öffentliche Körperschaften. Das Reich oder ein Land ist Träger der Versicherung, wenn ein Betrieb für seine Rechnung geht oder eine Tätigkeit für seine Rechnung ausgeführt wird. Statt dessen können sie aber der zuständigen Berufsgenossenschaft beitreten. Gemeinden und andere öffentliche Körperschaften sind Versicherungsträger für Bauarbeiten und nichtgewerbsmäßiges Halten von Reittieren und Fahrzeugen, die sie als Unternehmer in anderen als Eisenbahnbetrieben ausführen, wenn sie durch die oberste Verwaltungsbehörde für leistungsfähig erklärt sind. Auch sie können statt dessen in die zuständige Berufsgenossenschaft eintreten.

Die Berufsgenossenschaften sind *juristische Personen des öffentlichen Rechts.*

Die innere Verfassung der Berufsgenossenschaften weist, wie bei den Krankenkassen, *zwei Organe auf,* eines für die laufende Verwaltung, und eines, dem besondere Beschlüsse vorbehalten sind. Das erstere ist der Vorstand, das letztere die Genossenschaftsversammlung. Die Genossenschaftsversammlung wird aus den beteiligten Unternehmern gebildet. Bei manchen Berufsgenossenschaften besteht sie aus einer engeren Vertretung der Unternehmer. Aus der Genossenschaftsversammlung wird der Vorstand im Weg der Verhältniswahl gewählt.

Jede Berufsgenossenschaft muß eine *Satzung* haben. Sie unterliegt der Genehmigung des Reichsversicherungsamts bzw. des Landesversicherungsamts. Ferner hat jede Berufsgenossenschaft eine *Dienstordnung* aufzustellen, in der die Rechtsverhältnisse der Angestellten geregelt sind.

Zur besseren Handhabung der Verwaltung kann die Satzung eine gewisse Dezentralisation dadurch einführen, daß die Genossenschaft in *örtliche Sektionen* eingeteilt wird. Hiervon ist in weitgehendem Umfang Gebrauch gemacht.

b) Die Behörden der Unfallversicherung.

Als staatliche Behörden sind in der Unfallversicherung die Aufsichtsbehörden und die rechtsprechenden Behörden tätig.

Die *Aufsicht* wird durch das Reichsversicherungsamt ausgeübt. Ist für ein Land ein Landesversicherungsamt errichtet, so führt dieses an Stelle des Reichsversicherungsamts die Aufsicht über diejenigen Genossenschaften, die nicht über das Gebiet des Landes hinausreichen. Der Umfang der Aufsicht ist grundsätzlich ebenso, wie er im ersten Abschnitt für die Krankenversicherung dargestellt wurde. Eine Erweiterung besteht aber bezüglich der Unfallverhütung und der ersten Hilfe bei Unfällen. Insoweit erstreckt sich das Aufsichtsrecht auch auf Umfang und Zweckmäßigkeit der Maßnahmen der Genossenschaft.

Die bei der *Rechtsprechung beteiligten Behörden* sind: Versicherungsamt, Oberversicherungsamt, Reichsversicherungsamt bzw. Landesversicherungsamt. Im einzelnen darf bezüglich ihrer Zusammensetzung auf die Ausführungen im ersten Abschnitt unter I. verwiesen werden. Das *Verfahren* ist unten unter V. näher geschildert. Hier sei nur schon hervorgehoben, daß das Versicherungsamt — anders wie in der Krankenversicherung — in Leistungsstreitigkeiten zwischen den Versicherten und dem Versicherungsträger nicht entscheidend, sondern nur evtl. vorbereitend tätig wird.

2. Kreis der versicherten Personen in der Unfallversicherung.

Versicherungspflicht und Versicherungsberechtigung sind auch hier die beiden Arten der Versicherung. Während aber in den übrigen Versicherungszweigen die Beschäftigung des Versicherten als solche allein maßgebend ist, kommt hier noch hinzu, daß die Beschäftigung in einen bestimmten zur Unfallversicherung gehörenden Betrieb stattfinden muß.

a) Die Versicherungspflicht in der Unfallversicherung.

Wie bereits oben kurz angedeutet, umfaßt die Versicherungspflicht nur Beschäftigungen in den vom Gesetz näher angegebenen Betrieben. Diese Betriebe sind erschöpfend vom Gesetz aufgezählt und umfassen die großen Zweige des Gewerbes, der Land- und Forstwirtschaft und der Seeschiffahrt. Demgemäß gliedert sich auch die Unfallversicherung in die drei Zweige: Gewerbliche, landwirtschaftliche und Seeunfallversicherung.

Innerhalb der versicherten Betriebe umfaßt die Unfallversicherung *alle Arbeiter, Gesellen, Gehilfen und Betriebsbeamte einschließlich der Werkmeister und Techniker.* Doch beschränkt sich dies grundsätzlich auf diejenigen Personen, die im technischen Teil des Betriebes beschäftigt sind. Durch die Satzung kann aber eine gewisse Erstreckung stattfinden. Auf alle Fälle erstreckt sich aber die Versicherung schon kraft Gesetzes auf häusliche und andere Dienste, zu denen Versicherte, die hauptsächlich mit einer versicherten Tätigkeit beschäftigt sind, von dem Unternehmer oder dessen Beauftragten herangezogen werden.

Betriebsbeamte waren früher nur bis zu einer bestimmten Jahresarbeitsverdienstgrenze der Unfallversicherung unterstellt. Diese Grenze ist dann gestrichen worden. Neuerdings ist aber, und zwar nicht nur für Betriebsbeamte, sondern allgemein, wieder eine Begrenzung in der Form eingeführt worden, daß die Versicherung sich überhaupt nur auf den Jahresarbeitsverdienst bis zu einem Höchstbetrag von 8400 Reichsmark erstreckt. Die Satzung kann die Versicherung darüber hinaus erstrecken. Damit ist zwar die Versicherung auch für höher bezahlte Arbeitnehmer, insbesondere also für Betriebsbeamte, an und für sich beibehalten; aber bei der Rentenberechnung wird nur der Jahresarbeitsverdienst bis zu 8400 Mark oder zur satzungsmäßigen höheren Grenze angesetzt.

Aus besonderen Gründen tritt *Versicherungsfreiheit* ein. Es handelt sich dabei um Beamte in Betriebsverwaltungen von Ländern und Gemeinden und Reichsbahnbeamte, Angehörige der Schutzpolizei und Soldaten.

Die Satzung kann die Versicherungspflicht erstrecken auf die *Betriebsunternehmer und die Hausgewerbtreibenden,* die Unternehmer eines versicherungspflichtigen Betriebes sind. Früher war diese Möglichkeit bis zu einer bestimmten Jahreseinkommensgrenze beschränkt. Das ist jetzt beseitigt. Aber auch hier gilt nunmehr die neueste Änderung, wonach die Versicherung sich nur auf einen Jahresarbeitsverdienst bis zu 8400 Mark und einen etwa durch die Satzung bestimmten höheren Betrag erstreckt (vgl. oben).

Ohne weiteres wird von der satzungsmäßigen Erstreckung der Versicherungspflicht auf Betriebsunternehmer auch der *Ehegatte* betroffen, der im Betrieb des Unternehmers tätig ist.

b) Die freiwillige Versicherung in der Unfallversicherung.

Betriebsunternehmer sind, soweit sie nicht etwa nach der Satzung der Versicherungspflicht unterliegen, berechtigt, sich selbst zu versichern. Diese freiwillige Unfallversicherung erstreckt sich ohne weiteres auch auf den im Betriebe des Unternehmers tätigen Ehegatten.

3. Die Leistungen der Unfallversicherung.

Die Leistungen der Unfallversicherung sind durch eine Novelle zur Reichsversicherungsordnung vom 17. VII. 1925 grundlegend neugestaltet worden. Danach besteht jetzt folgende Rechtslage: Versicherungsfall für die Leistungen der Unfallversicherung ist der Eintritt eines Betriebsunfalles unter der weiteren Voraussetzung, daß hierdurch eine Körperverletzung oder der Tod entsteht. Dreierlei ist somit in jedem Fall erforderlich, einmal ein Betriebsunfall, ferner der Eintritt einer Körperverletzung oder des Todes und drittens ein ursächlicher Zusammenhang zwischen dem Betriebsunfall und der Körperverletzung oder dem Tod. In jeder dieser drei Richtungen können bei der Betrachtung des Einzelfalles Zweifel entstehen, die insbesondere die Gutachtertätigkeit des Arztes in weitgehendem Umfang erforderlich machen. Da gerade für die Ärzte, für die diese Zeilen besonders bestimmt sind, hier ein besonders wichtiges Tätigkeitsfeld liegt, sei es gestattet, etwas ausführlicher bei diesen drei Punkten zu verweilen und diejenigen Grundsätze aus der Rechtsprechung mitzuteilen, deren Kenntnis auch für den Arzt bei Ausübung einer Gutachtertätigkeit wesentlich ist. Hat sich doch in außerordentlich zahlreichen Fällen erwiesen, daß diese Fragen häufig nicht nur nach allgemeinen logischen Grundsätzen der Kausalität zu lösen sind, sondern vielfach überwiegend auf medizinischem Gebiete liegen. Dadurch hat sich im Laufe der Jahre für die Ärzte gerade auf dem Gebiet der Unfallversicherung ein besonders weites Wirkungsfeld ergeben, auf dem sie den Versicherungsbehörden in willkommener Weise an die Hand gehen. Umgekehrt kann festgestellt werden, daß auch die ärztliche Wissenschaft zahlreiche Möglichkeiten erhalten hat zur Behandlung und Beurteilung von Krankheitserscheinungen, insbesondere komplizierten Knochenbrüchen und dergleichen, die sie sonst nicht in dem Maße gehabt hätten, und daß dies zur Förderung der ärztlichen Wissenschaft beigetragen hat. So finden sich insbesondere zahlreiche Obergutachten ärztlicher Autoritäten, die in den amtlichen Nachrichten des Reichsversicherungsamts veröffentlicht sind.

Was zunächst den Begriff des Unfalls selbst anbelangt, so hat rein begrifflich die Rechtsprechung eine klare Grenze dadurch gezogen, daß sie als Unfall nur ein plötzliches auf einen kurzen Zeitraum zusammengedrängtes Ereignis bezeichnet. Im Einzelfall kann es aber sehr zweifelhaft sein, ob dies der Fall ist, oder ob ein Leiden vorliegt, das sich langsam ausgebildet hat. Hier kommt es in vielen Fällen auf die gutachtliche Äußerung des Arztes wesentlich an. Krankheiten, die die längere Ausübung des Berufes mit sich bringt, die sog. Berufs- oder Gewerbekrankheiten, fallen nach dieser Begriffsbestimmung nicht unter die Betriebsunfälle. Das Gesetz ermöglicht aber eine Ausdehnung der Versicherung auch auf solche Krankheiten durch Verordnung der Reichsregierung. Hiervon ist in gewissem Umfang für gewerbliche Berufskrankheiten durch eine Verordnung vom 12. V. 1925 (RGBl. I, S. 69) Gebrauch gemacht.

Bei dem zweiten Punkt, der Feststellung einer Körperverletzung oder des Todes, spielt natürlich ebenfalls die ärztliche Begutachtung eine Rolle. Dies gilt besonders für die Gewinnung von Grundlagen zur Bemessung des Umfanges der Beschränkung, die die Erwerbsfähigkeit durch die Körperverletzung erleidet.

Der dritte Punkt endlich, die Frage des *ursächlichen Zusammenhanges*, ist von ganz besonderer Bedeutung. Rein rechtlich liegt die Entscheidung, ob der ursächliche Zusammenhang der Erkrankung oder sonstigen Gesundheitsbeschädigung mit dem Unfallereignis vorliegt, in letzter Linie in der Hand der Berufsgenossenschaft selbst und im Streitverfahren bei der rechtsprechenden Versicherungsbehörde. Aber es ist nicht zu verkennen, daß diese Entscheidung, wie oben schon angedeutet wurde, tatsächlich in einer überaus großen Zahl der Fälle bestimmend von der Stellungnahme des Arztes beeinflußt wird, da es sich vielfach um Fragen handelt, die sich der Beurteilung des Nichtarztes entziehen. Deshalb ist es auch für den Arzt von wesentlicher Bedeutung, nicht nur die rein ärztliche Seite der Kausalität, sondern auch die juristischen Grundsätze darüber, wann ein Ereignis als Ursache angesehen werden kann, zu beherrschen. Das Reichsversicherungsamt hat in steter Rechtsprechung folgenden Grundsatz vertreten: Ein Ereignis, das zusammen mit anderen mitwirkenden Umständen schließlich zu einer Gesundheitsbeschädigung geführt hat, kann nur dann als Ursache im Sinne des Gesetzes angesehen werden, wenn es zum Eintritt der Schädigung wesentlich beigetragen hat und bei regelmäßigem Lauf der Dinge die Schädigung nicht außer Verhältnis zu dem Ereignis steht. Es scheiden damit als Ursache diejenigen äußeren Veranlassungen aus, die nur auf Grund irgendeiner unberechenbaren, außerhalb jeder regelmäßigen Entwicklung liegenden Verkettung von Umständen eine Schädigung herbeigeführt haben. Es scheiden ferner diejenigen Mitveranlassungen als Ursache aus, die nur in einem ganz verschwindenden Maße im Vergleich zu anderen mitwirkenden Umständen in der Kausalkette mitwirken. Besonders wichtig ist dies für die Rechtsprechung auf dem Gebiete der Leistenbruchschäden. Die medizinische Wissenschaft hat festgestellt, daß der Austritt eines Leistenbruches regelmäßig erst den Abschluß einer langsamen Entwicklung darstellt, und daß also das Ereignis, das schließlich den Austritt des Bruches unmittelbar herbeiführt, ganz unbedeutend sein kann. In diesen Fällen verneint somit folgerichtig die Rechtsprechung das Vorliegen eines Betriebsunfalles. Sie bejaht vielmehr den Betriebsunfall nur dann, wenn außerhalb dieser langsamen Entwicklungsreihe der Bruch vorzeitig durch ein plötzliches gewaltsames Ereignis austritt. Diese Grundsätze sind in einer ausführlichen Entscheidung des Reichsversicherungsamts auf der Grundlage von ärztlichen Gutachten im Band 1912, Seite 930 der Amtlichen Nachrichten dargelegt. Dort ist auch durch die im nachstehenden abgedruckten Skizzen veranschaulicht, wie vom medizinischen Standpunkt aus diese juristische Beurteilung des Leistenbruches allein zutreffend ist.

Ähnliche Schwierigkeiten entstehen auch bei Herzerkrankungen.

Aus der Fülle solcher und anderer Zweifelsfälle seien folgende herausgegriffen, die sich mit den verschiedenartigsten Gesundheitsbeschädigungen befassen. Die Entscheidung führt u. a. hierzu aus:

„Das praktische Leben nimmt, wie aus zahlreichen, dem Reichsversicherungsamte vorliegenden Gutachten, insbesondere aus einem umfassenden Obergutachten des Direktors der Anatomischen Anstalt in Berlin, Geheimen Medizinalrates Professor Dr. Waldeyer, aus einem Gutachten des Landesmedizinalrates Professor Dr. Liniger in Düsseldorf und aus den im wesentlichen auf gleichem Standpunkt stehenden eingehenden Ausführungen des Professors Dr. Thöle in Hannover in Nr. 7 der Thiemschen Monatsschrift für Unfallkunde und Invalidenwesen Jg. 18, S. 193 ff. hervorgeht, zu dieser Frage auf Grund der Erfahrungen folgendermaßen Stellung: Man hat drei bei der Entstehung eines vollkommenen Leistenbruches wesentliche Umstände auseinanderzuhalten, nämlich Bruchkanal, Bruchsack und Bruchinhalt. Ersterer wird durch den Leistenkanal gebildet. Schiebt sich in ihn ein Teil des Bauchfelles hinein, so ist damit ein Bruchsack vorhanden. Füllt sich der Bruchsack mit Eingeweideteilen, so nennt man letztere den Bruchinhalt. Bei normal gebauten Menschen ist der Leistenkanal, der dem Ein- und Austritt von Nerven und Gefäßen durch die Bauchwand dient, eng und mit lockerem Bindegewebe ausgefüllt (Abb. 1 *x*). Das an der inneren Öffnung anliegende Bauchfell (Abb. 1 *B*) geht über die enge Öffnung glatt hinweg und senkt sich höchstens ein klein wenig in sie hinein (Abb. 1 *e*). Unter solchen normalen Umständen kann also eine an der inneren Öffnung vorbeistreichende Darmschlinge (Abb. 1 *D*), selbst wenn ein starker Druck wie durch Pressen der Bauchmuskeln beim Turnen, Husten oder Niesen auf sie ausgeübt wird, nie in die Öffnung gelangen, ohne daß eine gewaltsame Zerreißung der Muskelwand (*M*) des Bauches mit Blutungen oder anderen bedrohlichen Erscheinungen eintritt. Anders liegt der Fall, wenn eine anatomische Bruchanlage besteht. Eine solche liegt vor, wenn der Leistenkanal sowie dessen innere, der Bauchwand zugekehrte Öffnung, die sog. innere Bruchpforte oder Eingangspforte (Abb. 1 *e*) und die entgegengesetzte der äußeren Haut *(H)* zugewendete Öffnung, die sog. Austrittspforte (Abb. 1 *a*), die bei der ersten Entwicklung des Menschen geräumig und nachgiebig angelegt sind, aus irgendeiner Ursache weit bleiben (Abb. 2 *e x a*). In diesem Falle schiebt sich das Bauchfell wie ein Sack durch die weite Bruchpforte (Abb. 2 *e*) in den weiten Bruchkanal hinein bis an das Unterhautbindegewebe *(UH)*. Der Bruchsack ist damit fertig. Anliegende Darmteile (Abb. 2 *D*) können nun leicht in den im Bruchkanale liegenden Bruchsack gelangen. Bleiben sie dauernd im Bruchkanale, so liegt ein unvollkommener Bruch vor, der zeitlebens unbemerkt bleiben kann und keine Beschwerden zu verursachen braucht.

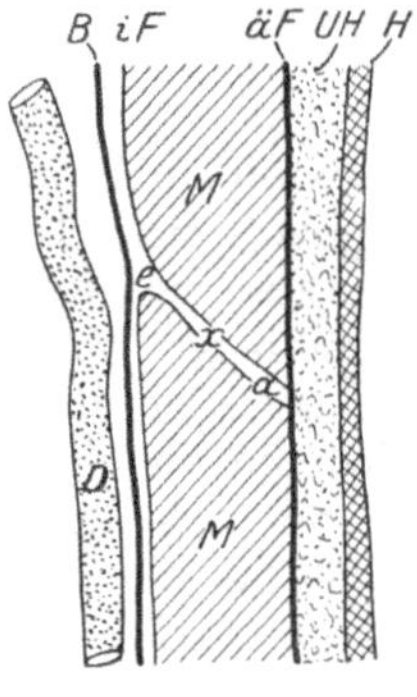

Abb. 1. Normaler Leistenkanal.

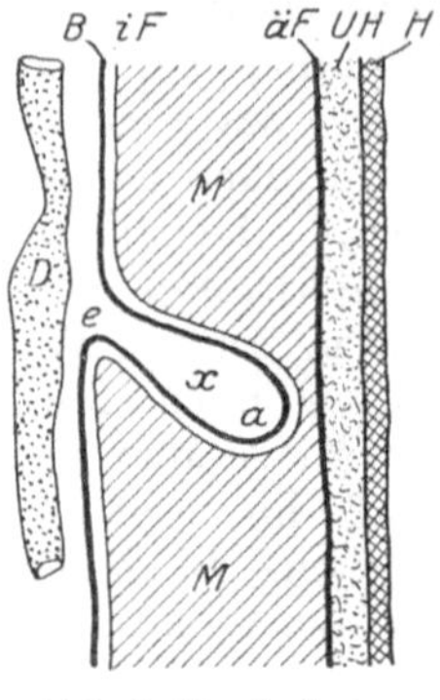

Abb. 2. Bruchpforte.

Solche unvollkommenen Brüche sind nicht Gegenstand der vorliegenden Frage, sondern nur vollkommene Leistenbrüche. Letztere entstehen erst dadurch, daß der Inhalt des Bruchsackes, die Darmschlinge (Abb. 3 *DDD*), immer weiter vorgeschoben wird, bis der gefüllte Bruchsack unter Durchbrechung etwa eines letzten Restes der Muskulatur und unter Verschiebung der beiden Muskelumhüllungshäute (Abb. 3 ***iF***. d. h. innere Muskelfascie — Haut — und ***aF***, d. h. äußere Muskelfascie), die dabei nicht durchbrochen werden, aus der Bauchwand heraustritt. Gleichzeitig wird die äußere Haut vorgedrängt, und es besteht nun die äußerlich sichtbare Bruchgeschwulst, bei der die ausgetretenen Eingeweideteile außerhalb der Bauchwand unter der äußeren Haut und den als Bruchhüllen vorgeschobenen beiden Muskelumhüllungshäuten und dem Bauchfell ruhen. Nun liegt ein vollkommener Bruch vor (Abb. 3). Das gleiche Endergebnis entwickelt sich vielfach auch auf eine zweite Art. Man findet häufig Bruchsäcke, die, ohne Eingeweide zu enthalten, nur mit etwas Flüssigkeit angefüllt, bereits aus der Bauchwand heraus in das untere Gewebe der äußeren Haut vorgeschoben sind (Abb. 4 *BS*). Sie sind wahrscheinlich auf Entwicklungsvorgänge im embryonalen Zustand des Menschen oder im Kindesalter zurückzuführen. Solche sog. leeren Bruchsäcke enthalten dieselben Wandungen wie vollkommene Brüche, nämlich das vorgeschobene Bauchfell (Abb. 4 *B*) und die beiden vorgedrängten Muskelumhüllungshäute (Abb. 4 ***iF*** und ***äF***). Sie werden zum vollkommenen Bruch erst dadurch, daß Eingeweideteile in sie eintreten. Der Zustand bis dahin stellt nur eine Bruch-

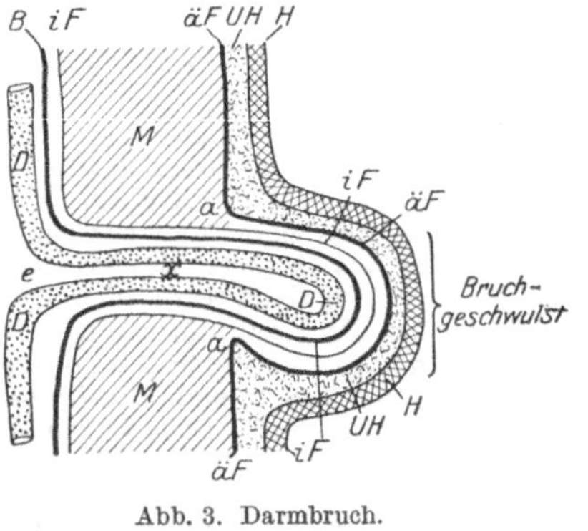

Abb. 3. Darmbruch.

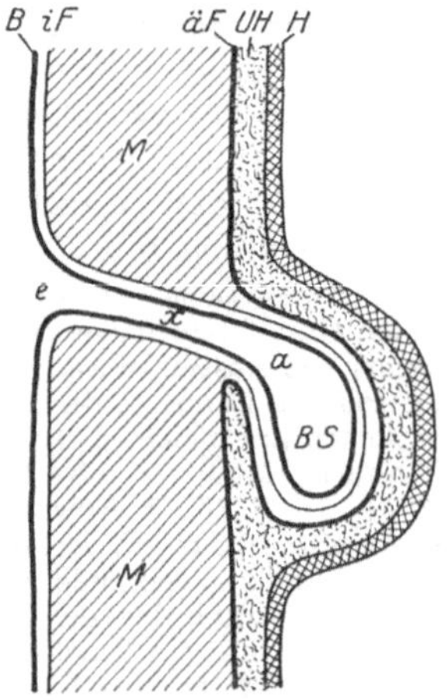

Abb. 4. Bruchsack.

anlage dar (Abb. 4). Entsprechend ist bei der zuerst geschilderten Entstehungsart von Leistenbrüchen Bruchanlage der Zustand, in dem ein leerer Bruchsack im erweiterten Leistenkanale liegt. Aus dieser Beschaffenheit der beiden Arten von Bruchanlagen für Leistenbrüche erhellt, was auch durch die Erfahrung bestätigt wird, daß der Übergang von der Bruchanlage zum vollkommenen Leistenbruche zwar mit Rücksicht auf die dabei auftretenden Spannungen und Ausweitungen Beschwerden verursachen kann, aber sich keineswegs unter besonders stürmischen Schmerzen oder sonstigen schweren Krankheitserscheinungen vollziehen muß. Dies gilt nicht nur für Fälle der letztbezeichneten Art, in denen von Anfang an schon ein leerer Bruchsack außerhalb der Bauchwand unter der äußeren Haut liegt und nur noch das Eindringen von Eingeweiden in diesen Sack nötig ist, sondern auch für den ersterwähnten Fall, in dem die Bruchanlage nur in dem Vorhandensein eines leeren Bruchsackes in dem erweiterten Leistenkanal besteht. Im letzteren Falle schlüpft bei einer der gewöhnlichen Preßungen, z. B. beim Stuhlgang, eine Darmschlinge in den leeren Bruchsack und bleibt darin liegen. Von diesem Vorgang hat der Betroffene überhaupt keine oder nur eine ganz geringe Empfindung. Dieser Zustand braucht sich nicht notwendig zum vollkommenen Leistenbruche weiterzuentwickeln. Tut er es aber, so geschieht dies in der Regel durch langsames, allmähliches Vorschieben des gefüllten Bruchsackes, wenn öfter Pressungen mit einiger Anstrengung vorgenommen werden, z. B. bei häufigen Stuhlverstopfungen. Die Entwicklung vollzieht sich langsam immer weiter, bis schließlich bei einem oft ganz geringfügigen Anlaß der Austritt des gefüllten Bruchsackes durch die Bauchwand hindurch unter die Haut erfolgt und damit der vollkommene Leistenbruch ausgebildet ist. Die Entwicklung kann noch gefördert werden durch Schlaffwerden der Bauchdecken nach schweren Krankheiten, wiederholten Schwangerschaften, Abmagerung nach vorheriger Fettleibigkeit und anderes mehr. Grundsätzlich vollzieht sich aber auch unter solchen Umständen der Übergang von der Bruchanlage zum vollkommenen Bruch ohne schwere Krankheitserscheinungen. Die Erfahrung lehrt sogar, wie Professor LINIGER aus seinen Beobachtungen mitteilt, daß selbst der Austritt des Bruches in vielen Fällen gänzlich unbemerkt bleibt, und die Betroffenen keine Ahnung von dem Vorhandensein eines vollkommenen Leistenbruches haben. Ist eine Bruchanlage vorhanden, sei es eine Bruchanlage der zuletzt besprochenen Art, sei es eine solche mit leerem ausgetretenen Bruchsack, so ist in allen Fällen, in denen bei der Arbeit ein Leistenbruch ohne schwere Krankheitserscheinungen bemerkt wird, entweder die Arbeit nur die Gelegenheit zur Entdeckung des längst vorhanden gewesenen vollkommenen Bruches, oder sie bildet den ganz unerheblichen äußeren Anlaß zum Übergange der bereits ausreichend ausgebildeten Bruchanlage in den vollkommenen Bruch. Auch im letzteren Falle kann somit die Arbeit nicht als Mitursache der Entstehung des vollkommenen Leistenbruches angesehen werden. Ihr Zusammenhang mit der Bruchentstehung ist so lose, daß die Auffassung des praktischen Lebens, wie sie insbesondere in der allgemeinen Anschauung der Ärzte zum Ausdruck kommt, die Arbeit als unwesentlichen Umstand, lediglich als Gelegenheit des Bruchaustrittes, nicht als Ursache des Bruches bezeichnet. Auch in der rechtlichen Beurteilung kann demzufolge auf dem Boden der Grundsätze der Ursächlichkeit in solchen Fällen die Arbeit nicht als Ursache oder Mitursache der Entstehung des Leistenbruches, d. h. als wesentlich mitwirkende Bedingung angesehen werden, vielmehr kann sie nur als eine im Rechtssinn nicht als Ursache oder Mitursache zu bezeichnende unwesentliche Bedingung des Erfolges gelten. Wesentlich hat zum Bruchaustritte nicht die Arbeit, sondern die Bruchanlage mitgewirkt. Sie ist deshalb die Ursache des Bruches, nicht die Arbeit.

Fehlt eine Bruchanlage, so kann ein Leistenbruch nur unter äußerster Gewalteinwirkung entstehen, die zu Zerreißungen der Bauchmuskulatur, Blutungen, stürmischen Schmerzen, Übelkeit oder anderen schweren Krankheitserscheinungen führt. Sofortige Unterbrechung der Arbeit und Inanspruchnahme des Arztes werden dann stets nötig. Das gleiche gilt, wenn eine noch in der Entwicklung begriffene Bruchanlage in dem oben erörterten Sinne vorhanden ist, aber der Bruchaustritt, d. h. der Übergang zum vollkommenen Bruche, sich unter stürmischen Krankheitserscheinungen der geschilderten Art entgegen der langsamen natürlichen Fortbildung plötzlich vorzeitig durch Gewalteinwirkung vollzieht. Nur wenn solche schwere Erscheinungen auftreten, liegt einer dieser beiden Ausnahmefälle vor. Nur dann ist die Gewalteinwirkung, die den Bruchaustritt schafft, die oder eine Ursache desselben. Denn nur in diesen Ausnahmefällen hat sie den Bruch wesentlich mitveranlaßt. Die Ärzte bekunden übereinstimmend, daß Fälle dieser Art nur äußerst selten vorkommen, vergleiche die oben angeführten Gutachten des Professors Dr. WALDEYER und Professors Dr. LINIGER, ferner Professor Dr. THÖLE: a. a. O. S. 221, auch Handbuch der Unfallversicherung a. a. O. S. 73, Anm. 28 b zu § 1 des Gewerbeunfallversicherungsgesetzes."

Die Arten der Leistungen in der Unfallversicherung.

Die Leistungen sind verschieden. Je nachdem dei Betriebsunfall eine Körperverletzung oder den Tod des Versicherten zur Folge hat.

a) Bei *Verletzungen* wird gewährt:

Krankenbehandlung,

Berufsfürsorge und

eine Unfallrente oder Krankengeld (Tagegeld, Familiengeld) für die Dauer der Erwerbsunfähigkeit.

Früher bestand eine Wartezeit für die Leistungen der Unfallversicherung. Sie begannen grundsätzlich erst mit der 14. Woche nach dem Unfall. In der Zeit vorher wurde ein Zuschuß zum Krankengeld vom Beginn der 5. Woche an gewährt. Die Wartezeit ist jetzt für die Sachleistungen beseitigt. Diese erwähnten Leistungen der Unfallversicherung beginnen mit dem Unfall. Doch kann durch die Satzung für nicht krankenversicherte Unternehmer oder deren Ehegatten und andere Verwandte des Unternehmers, die vom Gesetz aufgeführt sind, unter Umständen eine Wartezeit von längstens 13 Wochen nach dem Unfall eingeführt werden.

Die *Krankenbehandlung* umfaßt ärztliche Behandlung, Versorgung mit Arznei und anderen Heilmitteln, auch mit Körperersatzstücken und anderen Hilfsmitteln dieser Art und endlich die Gewährung von Pflege. Die Pflege ist zu gewähren, solange der Verletzte infolge des Unfalles so hilflos ist, daß er nicht ohne fremde Hilfe und Wartung bestehen kann. Nach Ermessen der Genossenschaft besteht sie entweder in der Gestellung von Hilfe und Wartung durch Krankenpfleger, Krankenschwestern oder Hauspflege oder in Barleistung, einem sog. Pflegegeld von 20—75 Reichsmark monatlich.

Als Ersatzleistung kann die Krankenbehandlung auch in Gestalt freier Kur und Verpflegung in einer Heilanstalt (sog. *Heilanstaltpflege*) gewährt werden. An Stelle der Pflege ist Anstaltpflege zulässig. Die Zustimmung des Verletzten ist in gewissen Fällen notwendig. Während der Heilanstaltspflege oder der Anstaltspflege fallen die Unfallrente oder das Krankengeld aus der Unfallversicherung weg. Der Verletzte erhält in dieser Zeit ein Tagegeld, und die Angehörigen beziehen ein Familiengeld in Höhe der Rente, die ihnen beim Tod des Verletzten zustehen würde.

Zur Überwachung der Verletzten kann eine *Krankenordnung* vom Genossenschaftsvorstand aufgestellt werden.

Die *Berufsfürsorge* umfaßt die berufliche Ausbildung zur Wiedergewinnung oder Erhöhung der Erwerbsfähigkeit und die Hilfe zur Erlangung einer Arbeitsstelle. Die Berufsfürsorge ist eine ganz neue Pflichtleistung der Unfallversicherung. Von ihr kann viel segensreiche Wirkung erhofft werden.

Die *Unfallrente* schließlich richtet sich nach dem Grade der Erwerbsunfähigkeit. Man unterscheidet die Vollrente und die Teilrente. Erstere wird gewährt bei völliger Erwerbsunfähigkeit infolge des Unfalls und beträgt zwei Drittel des Jahresarbeitsverdienstes. Letztere wird bei teilweiser Erwerbsunfähigkeit gewährt und beläuft sich auf denjenigen Teil der Vollrente, der dem Maße der Einbuße an Erwerbsfähigkeit entspricht. In gewissen Fällen wird sog. Schwerverletzten die Rente durch eine Kinderzulage erhöht. Neu ist die Vorschrift, daß ganz kleine Renten von 10% und weniger der Vollrente nicht mehr zugebilligt werden. Ein Anklang an die alte Karenzzeit findet sich insofern noch, als die Unfallrente nicht gewährt wird, wenn die infolge des Unfalls zu entschädigende Erwerbsunfähigkeit nicht über die 13. Woche hinaus dauert. Dauert sie aber länger, so wird die Rente zurück vom Unfall an gewährt. Die Genossenschaft kann bis zum Ablauf der 26. Woche an Stelle der Unfallrente Krankengeld nach den Vorschriften der Krankenversicherung gewähren (sog. Krankengeld aus der Unfallversicherung). Ist der Verletzte auf Grund der Reichsversicherung gegen Krankheit versichert, so beginnt die Unfallrente erst mit dem Wegfall des Krankengeldes aus der Krankenversicherung, spätestens aber mit der 27. Woche.

Ist der Unfallverletzte gegen Krankheit versichert, so bestehen auch im übrigen noch Besonderheiten. Er hat zwar grundsätzlich gegen die Krankenkasse seine Ansprüche auf Krankenpflege und Krankengeld. Aber die Verpflichtung der Krankenkasse zur Krankenpflege fällt weg, wenn der Träger der Unfallversicherung ihr anzeigt, daß er an einem bestimmten Tage mit der Krankenbehandlung beginnen werde. Wenn der Träger der Unfallversicherung anzeigt, daß er von einem bestimmten Tage an Rente oder Krankengeld in bestimmtem Betrage gewähren werde, so ermäßigt sich das Krankengeld aus der Krankenversicherung entsprechend. Die Ansprüche aus der Krankenversicherung fallen schließlich überhaupt weg, solange die Berufsgenossenschaft Heilanstaltpflege oder Anstaltpflege gewährt.

b) Ist durch den Unfall der *Tod des Verletzten* eingetreten, so wird ein Sterbegeld an die Hinterbliebenen und außerdem Hinterbliebenenrente gewährt. Es gibt Witwen-, Witwer- und Kinderrente. Die Witwerrente wird nur bei Bedürftigkeit des Witwers gewährt. Witwen- und Witwerrente fallen mit der Wiederverheiratung weg. Kinderrente erhalten eheliche und vom Gesetz gleichbehandelte Kinder. Die unehelichen Kinder einer Frau stehen dabei den ehelichen ohne weiteres gleich, diejenigen eines unfallgetöteten Mannes jedoch nur, wenn dessen Vaterschaft festgestellt ist. Grundsätzlich dauert die Kinderrente nur bis zum vollendeten 15. Lebensjahr, aber darüber hinaus bis längstens zum vollendeten 21. Lebensjahr, wenn die Berufsausbildung noch nicht abgeschlossen ist oder bei Gebrechlichkeit des Kindes für deren Dauer.

Die Witwe eines Schwerverletzten, die keinen Anspruch auf Witwenrente hat, weil der Tod des Verletzten nicht Unfallfolge war, erhält eine einmalige Witwenbeihilfe.

4. Die Beitragsleistung zur Unfallversicherung.

Die Mittel der Unfallversicherung werden ausschließlich durch Beiträge der Unternehmer aufgebracht. Jede Genossenschaft bringt ihren Bedarf auf. Im allgemeinen werden sie am Schluß jedes Kalenderjahres von jeder Genossenschaft für das vergangene Jahr nach dem Bedarf des vergangenen Jahres umgelegt. Ausnahmen bestehen in einigen Fällen, u. a. für die Tiefbau-Berufsgenossenschaft, für die das Kapitaldeckungsvermögen eingeführt ist. Für die landwirtschaftlichen Berufsgenossenschaften bestehen überhaupt verschiedene Maßstäbe, z. B. nach der Grundsteuer.

Der Vorstand ist in der Lage, Vorschüsse nach näherer Maßgabe des Gesetzes von den Mitgliedern einzuziehen. Auch ist ihm die Beitreibung erleichert. Wenn nämlich das Reichsversicherungsamt oder Landesversicherungsamt auf seinen Antrag die Geschäftsführer der Berufsgenossenschaft ermächtigt hat, vollstreckbare Auszüge aus den Heberollen und bezüglich der Vorschußeinforderungen auszustellen, stehen diese dem im Zivilprozeß ergangenen Urteilen gleich.

Zur Beitragsleistung sind alle Unternehmer verpflichtet, die Mitglieder der Berufsgenossenschaft sind. Die Mitgliedschaft beginnt schon mit der Eröffnung des Betriebes, ist also nicht durch Anmeldung bedingt. Doch ist die Anmeldung binnen einer Woche Pflicht des Unternehmers, damit die Aufnahme in die von der Genossenschaft geführten Betriebsverzeichnisse erfolgen kann. Hierfür besteht ein besonderes Verfahren. Die Anmeldung hat an das Versicherungsamt zu erfolgen. Dieses überweist dann den Betrieb an die Genossenschaft, die es für zuständig hält. Gegen die Überweisung hat der Unternehmer die Beschwerde, über die das Oberversicherungsamt entscheidet. Die Unternehmer werden nach der Gefährlichkeit ihrer Betriebe zu Gefahrenklassen an Hand eines Gefahrentarifs veranlagt.

Aus den Beiträgen hat der Versicherungsträger nicht nur die Leistungen und die Verwaltungskosten zu bestreiten, sondern auch noch eine Rücklage anzusammeln.

Aus den Beiträgen sind weiter auch die Kosten der *Unfallverhütung* und der ersten Hilfe zu bestreiten. Die Berufsgenossenschaften müssen nämlich dafür sorgen, daß, soweit es nach dem Stande der Technik und der Heilkunde und nach der Leistungsfähigkeit der Wirtschaft möglich ist, Unfälle verhütet werden und bei Unfällen dem Verletzten eine wirksame erste Hilfe zuteil wird. Jede Berufsgenossenschaft ist verpflichtet, die erforderlichen Vorschriften zur Unfallverhütung förmlich zu erlassen. Hierbei wirken Vertreter der Versicherten mit. Die Unfallverhütungsvorschriften bedürfen der Genehmigung des Reichsversicherungsamts bzw. Landesversicherungsamts. Zur Durchführung der Unfallverhütungsvorschriften sind die Genossenschaften berechtigt und auf Verlangen des Reichsversicherungsamts bzw. des Landesversicherungsamts verpflichtet, technische Aufsichtsbeamte anzustellen. Sie sind in der Praxis von großer Bedeutung für eine wirksame Durchführung der Unfallverhütung.

Die *Verwaltung des Vermögens im einzelnen* erfolgt nach denselben Grundsätzen, wie sie oben im ersten Abschnitt für die Krankenversicherung geschildert wurden.

5. Das Verfahren der Unfallversicherung.

Die Leistungen der Unfallversicherung werden aus erster Hand durch einen förmlichen Bescheid der Berufsgenossenschaft festgestellt. Das Verfahren wird eingeleitet durch eine Unfallanzeige des Unternehmers bei der Polizeibehörde, die dann eine Unfalluntersuchung vorzunehmen und damit der Berufsgenossenschaft die ersten Unterlagen zur Stellungnahme zu liefern hat. Gegen den Bescheid der Berufsgenossenschaft hat der Rentenbewerber die Berufung an das Oberversicherungsamt. Früher mußte erst ein Vorbescheid von der Berufsgenossenschaft erteilt werden, gegen den ein Einspruchsrecht bestand. Diese Zwischenstufe ist jetzt weggefallen. Gegen das Urteil des Oberversicherungsamts ist der Rekurs an das Reichsversicherungsamt zulässig. In einer Reihe von Fällen ist aber der Rekurs ausdrücklich ausgeschlossen, z. B. in den sog. Gradsachen, in denen nur der Grad der Erwerbsunfähigkeit streitig ist. Das Leistungsverfahren geht in den Formen des Spruchverfahrens vor sich.

III. Die Invalidenversicherung.

Zweck der Invalidenversicherung ist die Versicherung gegen Invalidität und Alter und diejenige der Hinterbliebenen beim Tode des Versicherten.

1. Die Organisation der Invalidenversicherung.

a) Die Selbstverwaltung.

Träger der Selbstverwaltung in der Invalidenversicherung sind die *Landesversicherungsanstalten*. Sie sind die Hauptsversicherungsträger und beruhen auf territorialer Grundlage im Anschluß an das Gebiet der Länder, Gemeindenverbände oder anderer Gebietsteile.

Daneben besteht eine Reihe von *Sonderanstalten* als Ersatzversicherungsträger. Sie werden zugelassen durch den Reichsarbeitsminister, früher durch den Reichsrat. Es handelt sich dabei um Anstalten des Reiches, eines Landes oder Gemeindeverbandes. Die Sonderanstalten sind im allgemeinen denselben Vorschriften wie die Landesversicherungsanstalten unterstellt, mit einigen Ausnahmen. Alle Sonderanstalten sind selbständige juristische Personen des öffentlichen Rechts mit Ausnahme der Seekasse, die nur ein verwaltungsmäßiger unselbständiger Teil der Seeberufsgenossenschaft ist. Für die knappschaftliche

Invalidenversicherung hat der Reichsknappschaftsverein die Stellung einer Sonderanstalt.

Die *innere Verwaltung* der Landesversicherungsanstalten ist in der Weise geregelt, daß sie, ähnlich wie bei anderen Versicherungsträgern, je ein Organ für die laufende Verwaltung und ein solches für einzelne besonders wichtige Beschlüsse besitzen. Ersteres ist der Vorstand, letzteres der Ausschuß. Der Vorstand besteht hier anders wie bei der Kranken- und Unfallversicherung, aber ähnlich wie in der Angestelltenversicherung aus beamteten und ehrenamtlichen Mitgliedern. Die beamteten werden von dem betreffenden Land ernannt, die ehrenamtlichen wählt der Ausschuß der Versicherungsanstalt. Der Ausschuß besteht je zur Hälfte aus Vertretern der Arbeitgeber und der Versicherten. Die Versichertenvertreter im Ausschusse werden von denjenigen Personen gewählt, die für die Wahl der Versichertenvertreter zu den Versicherungsämtern wahlberechtigt sind. Die Arbeitgebermitglieder des Ausschusses aus dem Gewerbe werden von dem Vorstande der Vertrauensberufsgenossenschaft oder Vertrauensausführungsbehörde, die Arbeitgebermitglieder aus der Landwirtschaft von dem Vorstande der zuständigen landwirtschaftlichen Berufsgenossenschaft gewählt.

Maßgebend für die innere Verwaltung ist außer dem Gesetz eine *Satzung*, die jede Versicherungsanstalt haben muß. Sie wird vom Ausschuß aufgestellt und bedarf der Genehmigung durch das Reichsversicherungsamt oder Landesversicherungsamt. Aufgaben, die dem Ausschuß vorbehalten sind, sind z. B. die Festsetzung des Voranschlags, die Abnahme der Jahresrechnung.

Der Vorstand der Landesversicherungsanstalt hat die Eigenschaft einer Behörde.

b) Die Behörden der Invalidenversicherung.

Die *Aufsicht* über die Organe der Selbstverwaltung in der Invalidenversicherung wird ausgeübt durch das Reichsversicherungsamt oder Landesversicherungsamt. Nur insofern besteht eine Ausnahme, als die im Hauptamt beschäftigten Bureau-, Kanzlei- und Unterbeamten entweder nach Landesrecht staatliche oder gemeindliche Beamte sind oder von der Landesverwaltung die Rechte und Pflichten der staatlichen oder gemeindlichen Beamten übertragen bekommen und daher in persönlicher Hinsicht unter der Landesaufsicht stehen.

Die rechtsprechenden Behörden der Invalidenversicherung.

Versicherungsämter, Oberversicherungsämter und Reichsversicherungsamt bzw. Landesversicherungsamt sind bei der Rechtsprechung auch in der Invalidenversicherung tätig. Auf die Schilderung ihrer Zusammensetzung im ersten Abschnitt „Krankenversicherung“ wird Bezug genommen. Der Gang des Verfahrens ist aber hier anders als in der Krankenversicherung. Näheres siehe unten V.

2. Der Kreis der versicherten Personen.

Die Invalidenversicherung ist ebenso wie die übrigen Zweige der Sozialversicherung in der Hauptsache auf der Pflichtversicherung aufgebaut. Daneben besteht in geringerem Umfang die freiwillige Versicherung.

a) Die Pflichtversicherung in der Invalidenversicherung.

Der Kreis der in der Invalidenversicherung versicherungspflichtigen Personen umfaßt die handarbeitende Bevölkerung, während diejenigen Personen, die mit einer über die Handarbeit hinausgehenden Tätigkeit beschäftigt sind, in die Angestelltenversicherung fallen. Früher waren diese beiden Personenkreise nicht in dieser Weise in den beiden Versicherungszweigen geschieden, sondern einzelne Gruppen waren in der Invaliden- und in der Angestelltenversicherung doppelt pflichtversichert. Diese sog. Doppelversicherung oder genauer doppelte Pflichtversicherung ist durch eine Novelle vom 10. XI. 1922 beseitigt worden. Die Personenkreise der Invalidenversicherung sind seitdem beschränkt auf folgende Berufsgruppen: Arbeiter, Gesellen, Hausgehilfen (ehemals Dienstboten), ferner alle Hausgewerbtreibenden, ferner die Schiffsbesatzung deutscher Seefahrzeuge und die Besatzung von Fahrzeugen der Binnenschiffahrt mit Ausnahmen der in der Angestelltenversicherung befindlichen Schiffsführer, Offiziere des Deck- und Maschinendienstes, Verwalter und in ähnlich gehobener Stellung befindlichen Angestellten, endlich diejenigen Gehilfen und Lehrlinge, die nach dem Angestelltenversicherungsgesetz versicherungspflichtig oder versicherungsfrei sind.

Außer der Zugehörigkeit zu einer dieser Berufsgruppen ist noch erforderlich, daß die Beschäftigung *gegen Entgelt* stattfindet. Wird aber nur freier Unterhalt als Entgelt gewährt, so besteht Versicherungsfreiheit.

Ferner muß ein Dienstverhältnis vorliegen. Selbständige Personen scheiden also aus der Versicherungspflicht aus. Die Grenze ist vielfach flüssig.

Angehörige der Schutzpolizei und Soldaten sind versicherungspflichtig, wenn sie dies bei ihrer vorgesetzten Dienststelle beantragt haben.

In gewissen Fällen tritt trotz Zugehörigkeit zu einer der bezeichneten Berufsgruppen *Versicherungsfreiheit* ein. Sie besteht entweder kraft Gesetzes oder auf Antrag.

Kraft Gesetzes tritt Versicherungsfreiheit vor allem ein, wenn eine Gewährleistung von Anwartschaften auf Pension und Hinterbliebenenfürsorge bei Beschäftigten in Reichs-, Länder- und Gemeindebetrieben oder bei Beschäftigten von Versicherungsträgern der Reichsversicherung stattfindet. Ob eine solche Gewährleistung vorliegt, entscheiden unter Ausschluß der rechtsprechenden Behörden die Verwaltungsbehörden. Versicherungsfreiheit besteht auch weiter, wenn vorübergehende Beschäftigung im Sinne des Gesetzes vorliegt. Was als versicherungsfreie vorübergehende Beschäftigung anzusehen ist, wird durch Verordnung der Reichsregierung bestimmt. Die zur Zeit maßgebende Verordnung ist noch vom früheren Bundesrat erlassen und gilt weiter. Sie stammt vom 27. XII. 1899. Danach sind versicherungsfrei vorübergehende Dienstleistungen, wenn sie von solchen Personen, die berufsmäßig Lohnarbeit überhaupt nicht verrichten, nur gelegentlich, insbesondere zu gelegentlicher Aushilfe, oder zwar in regelmäßiger Wiederkehr, aber nur nebenher und gegen ein geringfügiges Entgelt, das für die Dauer der Beschäftigung zum Lebensunterhalt nicht ausreicht und zu den für diese Zeit zu zahlenden Versicherungsbeiträgen nicht in entsprechendem Verhältnis steht, ausgeübt wird. Ferner gehört hierher auch der Fall, daß ein Berufsarbeiter, der in einem regelmäßigen versicherungspflichtigen Beschäftigungsverhältnis zu einem bestimmten Arbeitgeber steht, bei einem anderen Arbeitgeber nebenher noch eine Tätigkeit ausübt. Versicherungsfreiheit besteht weiter bei einer Beschäftigung eines Ehegatten durch einen anderen oder, wie schon erwähnt, wenn als Entgelt nur freier Unterhalt gewährt wird. Versicherungsfrei sind auch Personen, die invalide sind oder eine Invaliden-, Witwen- oder Witwerrente nach der Reichsversicherungsordnung oder eine Witwerrente auf Grund des Angestelltenversicherungsgesetzes beziehen, endlich u. a. auch Personen, die während der Ausbildung für ihren zukünftigen Beruf gegen Entgelt tätig sind.

Auf ihren Antrag sind versicherungsfrei gewisse Saisonbeschäftigte, die nur geringere Zeit im Jahr eine an sich versicherungspflichtige Tätigkeit ausüben. Ihnen wird eine Versicherungsfreikarte ausgestellt. Ferner wird auf seinen Antrag von der Versicherungspflicht befreit, wer eine Pension oder dergleichen vom Reich, einem Lande oder anderen vom Gesetz angeführten Stellen bezieht und eine Anwartschaft auf Hinterbliebenenfürsorge gewährleistet bekommen hat, auch wer Ruhegeld aus der Angestelltenversicherung oder eine knappschaftliche Pension bezieht. Über die Befreiungsanträge entscheidet das Versicherungsamt. Auf Antrag bestimmter vom Gesetz aufgeführter Arbeitgebergruppen, insbesondere von öffentlichen Körperschaften, kann die Ausdehnung der Befreiungsvorschriften auch auf ihre Beschäftigten vom Reichsversicherungsamt beschlossen werden. Eine sehr wichtige Neuerung hat die neue Gesetzgebung für diejenigen Personen gebracht, die wegen Gewährleistung von Anwartschaften beim Reich, Ländern usw. versicherungsfrei waren und dann aus der versicherungsfreien Beschäftigung ausscheiden. Der Arbeitgeber wird in diesem Falle verpflichtet, für die versicherungsfreie Zeit Beiträge nachzuentrichten, wenn noch kein Pensionsanspruch beim Ausscheiden entstanden ist. Umgekehrt erhält der Versicherte einen Teil der Beiträge von der Versicherungsanstalt ausgezahlt, wenn er von seiner bisher versicherungspflichtigen Tätigkeit in eine wegen Gewährleistung von Anwartschaften versicherungsfreie Beschäftigung beim Reich, Land usw. übergeht.

b) Freiwillige Versicherung der Invalidenversicherung.

Es bestehen zwei Formen der freiwilligen Versicherung: die Selbstversicherung und die Weiterversicherung. Erstere ist bis zum vollendeten 40. Lebensjahr für Kleinunternehmer, die das Gesetz näher umschreibt, sowie für Personen, die wegen freier Unterhaltsgewährung oder wegen des vorübergehenden Charakters ihrer Beschäftigung versicherungsfrei sind, gestattet. Sie ist aber nur zulässig, solange noch keine dauernde oder länger als 26 Wochen währende vorübergehende Invalidität eingetreten ist. Anderseits ist die Weiterversicherung zulässig nach Ausscheiden aus einer bisher versicherungspflichtigen Beschäftigung. Eine bestimmte Dauer dieser Vorbeschäftigung, wie in der Angestelltenversicherung, wird nicht verlangt. Erforderlich ist aber auch hier, daß noch keine dauernde oder länger als 26 Wochen währende vorübergehende Invalidität eingetreten ist. Ein bestimmtes Lebensalter ist nicht als Grenze gesetzt. Unter denselben Voraussetzungen wie die Weiterversicherung ist auch die Erneuerung eines Versicherungsverhältnisses durch freiwillige Beitragsleistung nach näherer Maßgabe des § 1283 RVO. zulässig.

3. Die Leistungen der Invalidenversicherung.

Die Versicherungsfälle für die Leistungen der Invalidenversicherung sind die Invalidität oder das gesetzliche Alter oder anderseits der Tod des Versicherten. Dementsprechend gibt es zwei Gruppen von Leistungen: 1. die Invalidenrente, die in den beiden ersteren Fällen gewährt wird, und 2. die Hinterbliebenenrenten, die durch den Tod des Versicherten ausgelöst werden. Als dritte Leistung, die aber nur fakultativ ist, tritt das Heilverfahren hinzu. Auf die beiden ersteren besteht beim Vorliegen der gesetzlichen Voraussetzungen ein im instanziellen Verfahren verfolgbarer Rechtsanspruch des Versicherten oder der Hinterbliebenen. Die Bewilligung des Heilverfahrens liegt dagegen im pflichtmäßigen Ermessen des Versicherungsträgers. Es besteht weder ein Rechtsanspruch des Versicherten hierauf, noch ist ein abgelehntes Heilverfahren im Einzelfall durch die Aufsichtsbehörde erzwingbar.

a) Die Invalidenrente.

Für die Invalidenrente sind drei Voraussetzungen erforderlich: einmal der Eintritt des Versicherungsfalles (Invalidität oder Alter), ferner Erfüllung der Wartezeit und endlich Aufrechterhaltung der Anwartschaft aus den geleisteten Beiträgen.

α) Der Versicherungsfall (Invalidität oder Alter).

Früher unterschied die RVO. zwischen der Invalidenrente und der Altersrente. Beide waren nicht nur im Versicherungsfall, sondern auch in der Wartezeit und in der Rentenhöhe verschieden. Die Invalidenrente war die bessere Rente von beiden. Jetzt wird einheitlich die Invalidenrente sowohl beim Eintritt der Invalidität als auch bei Vollendung des 65. Lebensjahres gewährt. In beiden Fällen sind Wartezeit und Rentenhöhe gleich. Es ist also jetzt nicht mehr zulässig, von einer Altersrente zu reden. Doch hat sich mit Rücksicht auf die Verschiedenheit des Versicherungsfalles für diejenige Invalidenrente, die bei Vollendung des 65. Lebensjahres gewährt wird, die Bezeichnung „Alters-Invalidenrente" eingebürgert, ohne daß jedoch, abgesehen vom Versicherungsfall, damit eine andere Rechtsnatur dieser Invalidenrente ausgedrückt würde.

Der Begriff der Invalidität ist vom Gesetz selbst festgelegt. Nach § 1255 RVO. gilt als invalide, wer nicht mehr imstande ist, durch eine Tätigkeit, die seinen Kräften und Fähigkeiten entspricht und ihm unter billiger Berücksichtigung seiner Ausbildung und seines bisherigen Berufs zugemutet werden kann, ein Drittel dessen zu erwerben, was körperlich und geistig gesunde Personen derselben Art mit ähnlicher Ausbildung in derselben Gegend durch Arbeit zu verdienen pflegen.

Ähnlich wie in der Unfallversicherung bei der Feststellung der Erwerbsunfähigkeit und des ursächlichen Zusammenhanges zwischen ihr und einem Betriebsunfall, setzt auch hier bei Feststellung der Invalidität in hervorragendem Maße die Mitwirkung der Ärzte ein. Es sei daher, da diese Ausführungen hauptsächlich für Ärzte und in der Sozialhygiene tätige Personen bestimmt sind, etwas näher hierauf eingegangen. Wie in der Unfallversicherung besteht auch hier zunächst der Grundsatz, daß die Versicherungsbehörden nach ihrem eigenen pflichtmäßigen Ermessen auf Grund des vorhandenen Sachverhaltes darüber entscheiden, ob Invalidität vorliegt. Ein wichtiges Beweismittel, dessen sie meist hierbei bedürfen, ist aber das ärztliche Gutachten. Auf die ärztliche Äußerung kommt es dabei vor allem an, um Klarheit über die Art des Leidens zu erlangen und darüber, inwieweit nach medizinischer Erfahrung dadurch die Leistungsfähigkeit beeinträchtigt wird. Soweit erforderlich, haben zu diesem Zweck Beobachtungen in Krankenanstalten stattzufinden. Auch werden vielfach Fachärzte bei Fragen herangezogen, zu deren Beantwortung ihre besondere Erfahrung von Wert ist. Eine Reihe von Grundsätzen haben sich auf diesem Boden in der Rechtsprechung allmählich herausgebildet. Daraus sei als besonders wesentlich folgendes herausgegriffen: Geisteskrankheit begründet nicht ohne weiteres Invalidität, kann es aber besonders dann, wenn der Kranke für seine Mitarbeiter gefährlich ist. Taubheit begründet nach der Rechtsprechung nicht unter allen Umständen Invalidität. Der Verlust des Geruchsinnes ist nicht als Invaliditätsgrund anerkannt worden. Bei Epilepsie kommt es auf die Schwere und Häufigkeit der Anfälle an. Bei Trunksucht verlangt die Rechtsprechung zur Bejahung der Invalidität, daß sie sich in krankhaften Erscheinungen geistiger oder körperlicher Art auswirkt, die die Willenskraft oder die körperliche Arbeitsbefähigung zwingend beeinflussen. Wenn der Zustand des Versicherten wechselt, ist die Prüfung auf einem Durchschnitt abzustellen, z. B. wenn im Sommer und Winter die Beschwerden verschieden auftreten. Kann die Invalidität durch ein Heilverfahren behoben werden, so ist zunächst wesentlich, ob sie nach medizinisch wissenschaftlicher Erfahrung in absehbarer Zeit voraussichtlich zu beseitigen ist. Dazu kommt noch, daß die Durchführung des Heilverfahrens, unabhängig vom medizinischen Standpunkt, nach den persönlichen Verhältnissen des Versicherten, ihm auf eigene Kosten zugemutet werden kann, oder daß ein geeignetes Heilverfahren ihm von anderer Seite, z. B. von der Krankenkasse, Berufsgenossenschaft oder Versicherungsanstalt, angeboten oder eingeleitet wird. Kann die Invalidität durch einen körperlichen Eingriff beseitigt werden, so ist zu prüfen, ob der Erkrankte gesetzlich verpflichtet ist, diesen Eingriff zu dulden. Dies nimmt die Rechtsprechung an, wenn es sich um einen Eingriff handelt, der den Bestand und die Unversehrtheit des Körpers nicht angreift. Nicht als Operation gilt eine Magenausspülung. Dagegen wird eine Verpflichtung zur Duldung von Operationen, die mit Lebensgefahr verbunden sind, z. B. die in Narkose vor sich gehen, allgemein verneint. Darf der Verletzte den ihm angebotenen Eingriff nicht ablehnen, so ist die Invalidität nur als vorübergehend anzusehen. Besondere Schwierigkeiten verursacht der Fall, daß die Invalidität sich langsam entwickelt hat. Hier ist häufig aus Rechtsgründen für den Beginn der Rente oder überhaupt für die Rentengewährung maßgebend, von wann ab dauernde Berufsunfähigkeit eingetreten ist. Die Rechtsprechung verfolgt dabei den Grundsatz, daß hier nicht notwendig von vornherein dauernde Invalidität vorliegt. Es ist vielmehr zu prüfen, ob nicht zwei Krankheitsabschnite zu unterscheiden sind, nämlich zuerst ein Zustand, der vom Standpunkt der ärztlichen Wissenschaft aus nach seiner Natur heilbar ist und auch im Einzelfall nach vernünftigem Ermessen Aussicht auf Heilung bot, und anschließend ein Zustand, in dem die Heilung als ausgeschlossen zu gelten hat. Ausschlaggebend ist dabei nicht, wann die Unheilbarkeit der Krankheit vom Arzt erkannt worden ist, sondern ob das Krankheitsbild, wie es sich nachträglich darbietet, auf Grund der Gesamtheit der Umstände, und insbesondere auch auf Grund des nachträglichen ärztlichen Urteils, eine Unterscheidung jener zwei Krankheitsabschnitte zuläßt. Dies ist dann anzunehmen, wenn der ungünstige Verlauf der Krankheit erst durch das Hinzutreten besonderer schädigender Umstände beeinflußt ist. Z. B. ist eine solche Unterscheidung in zwei Krankheitsabschnitten angenommen worden bei einem Kranken, der einen Schlaganfall mit halbseitiger Lähmung erlitten hatte und dessen Zustand sich anfangs besserte, aber dann wieder bis zur dauernden Invalidität verschlechterte. Keine Scheidung von zwei Krankheitsabschnitten konnte dagegen angenommen werden in einem Fall, in dem von Anfang an ein Krebsleiden vorlag, das zur dauernden Invalidität geführt hat und das nur irrigerweise vom Arzt zunächst als chronischer Magen- und Darmkatarrh angesehen worden war.

Ist die Invalidität gleich dauernd, so wird die Invalidenrente sofort gewährt. Handelt es sich dagegen um vorübergehende Invalidität, so tritt die Invalidenrente erst vom Beginn der 27. Woche ab ein.

Wie bereits erwähnt, wird die Invalidenrente auch vom 65. Lebensjahre an gewährt. In diesem Fall bedarf es nicht noch außerdem des Vorliegens von Invalidität. Früher gab es in solchen Fällen eine besondere Altersrente, die erschwerten Voraussetzungen unterlag und auch niedriger als die Invalidenrente war.

β) Die Wartezeit bei der Invalidenrente.

Die zweite Voraussetzung, die bei der Invalidenversicherung zur Rentenberechnung, abgesehen vom Versicherungsfall der Invalidität oder des Alters, hinzutreten muß, ist die Erfüllung der Wartezeit. Darin besteht ein grundsätzlicher Unterschied zur Kranken- und Unfallversicherung; denn dort ist die Gewährung der Leistungen grundsätzlich unabhängig von der Beitragsleistung.

Wartezeit ist diejenige Mindestzahl an Beitragswochen, die nach dem Gesetz zurückgelegt sein muß, damit der Rentenanspruch entstehen kann. Sie beträgt für die Invalidenrente 200 Beitragswochen, wenn darunter mindestens 100 Pflichtbeiträge sich befinden. Andernfalls verlängert sie sich auf 500 Beitragswochen. Beitragswochen sind aber nicht nur diejenigen Wochen, die durch Beitragsmarken gedeckt sind, sondern es rechnen auch gewisse vom Gesetz aufgezählte Ersatztatsachen mit, d. h. Wochen, die ohne Beitragsleistung auf Grund von Ersatztatbeständen angerechnet werden. Das sind zunächst diejenigen vollen Wochen, in denen der bisher nicht nur vorübergehend Pflichtversicherte durch Krankheit arbeitsunfähig war, jedoch nur bis zum Höchstbetrag eines Jahres, ferner Zeiten, die der Reichsarbeitsminister durch Verordnung noch außerdem für anrechnungsfähige Ersatzzeiten erklären kann. Für Wanderversicherte, d. h. solche Versicherte, die sowohl in der Invalidenversicherung als auch in der Angestelltenversicherung Beitragszeiten zurückgelegt haben, einerlei ob gleichzeitig oder nacheinander, ist besonders wichtig, daß für die Wartezeit der Invalidenversicherung auch diejenigen Zeiten mitrechnen, die durch entrichtete Beiträge der Angestelltenversicherung gedeckt sind; sie rechnen aber nur als freiwillige Beitragszeiten.

γ) Die Anwartschaft bei der Invalidenrente.

Unter Anwartschaft hat man die Anrechnungsfähigkeit der Beitragswochen bei der Rentenberechnung zu verstehen. Sie erlischt, wenn nicht eine gewisse Mindestzahl von Beitragswochen in der sog. Anwartschaftsfrist aufzuweisen sind. Für jede Quittungskarte und die darin nachgewiesenen Beitragswochen wird dabei eine Anwartschaftsfrist von zwei Jahren nach dem Ausstellungstag der Quittungskarte gerechnet. Die Anwartschaft aus diesen Beitragswochen erlischt, wenn in der eben angegebenen Anwartschaftsfrist weniger als 20, bei Selbstversicherung weniger als 40 Wochenbeiträge entrichtet sind.

Auch hier werden aber gewisse Zeiten ohne Beitragsleistung als Ersatzzeiten angerechnet. Darunter fallen u. a. auch hier Krankheitszeiten, und bei Wanderversicherten diejenigen Zeiten, die durch entrichtete Beiträge zur Angestelltenversicherung gedeckt sind, ohne schon durch Beitragswochen der Invalidenversicherung gedeckt zu sein, ferner Zeiten freiwilliger Kriegskrankenpflege und Zeiten, während deren Ruhegeld aus der Angestelltenversicherung bezogen wird, ohne daß eine zur Invalidenversicherung versicherungspflichtige Beschäftigung besteht.

Eine erloschene Anwartschaft lebt aber unter gewissen Voraussetzungen wieder auf. Dies tritt, von erschwerten Ausnahmefällen abgesehen, dann ein, wenn der Versicherte wieder eine versicherungspflichtige Beschäftigung aufnimmt oder durch freiwillige Beitragsleistung das Versicherungsverhältnis erneuert und danach eine Wartezeit von 200 Beitragswochen zurücklegt. (Näheres § 1283 RVO.)

In einem Falle, der in der Praxis mit dem Stichwort „Dreivierteldeckung" bezeichnet wird, läßt das Gesetz die Anwartschaft als nicht erloschen gelten, auch wenn sie nach den vorstehenden Grundsätzen an und für sich erloschen wären, nämlich dann, wenn die zwischen dem erstmaligen Eintritt in die Versicherung und dem Versicherungsfall liegende Zeit zu mindestens drei Viertel durch ordnungsmäßig verwendete Beitragsmarken belegt ist. Dies ist aus Billigkeitsrücksichten neu eingeführt, um Härten zu mildern. Auch hierbei werden

den Wanderversicherten volle Kalenderwochen angerechnet, die durch entrichtete Beiträge zur Angestelltenversicherung gedeckt sind, ohne gleichzeitig nach den Vorschriften der Invalidenversicherung schon gedeckt zu sein.

δ) Antrag.

Sind die sämtlichen Voraussetzungen, wie sie unter α—γ angegeben sind, für die Rentenberechtigung erfüllt, so bedarf es noch weiter eines Antrags. Von Amts wegen ohne solchen wird das Rentenverfahren nicht eingeleitet. Über den Lauf des Rentenverfahrens s. Näheres unter V.

ε) Höhe der Invalidenrente.

Die Invalidenrente besteht aus einem festen Grundstock, dem sog. Grundbetrag, der für alle Invalidenrenten gleich hoch ist. Er beträgt jetzt jährlich 168 Reichsmark.

Dazu tritt ein ebenfalls fester Betrag, den das Reich zu jeder Invalidenrente gibt. Er heißt Reichszuschuß und beträgt jetzt jährlich 72 Reichsmark.

Ferner tritt ein Steigerungsbetrag hinzu, in dem sich die Länge und Höhe der betreffenden Beitragsleistung auswirkt. Er beläuft sich auf 20 v. H. der seit 1. I. 1924 entrichteten Beiträge, worunter Krankheitszeiten anders als früher jetzt nicht mehr rechnen. In gewissem Umfange werden jetzt auch ältere, vor dem 1. 10. 1921 liegende Beiträge bei der Steigerung angerechnet, so daß insoweit eine beschränkte Aufwertung stattfindet.

Eine Besonderheit besteht bei Wanderversicherten (Begriff s. unten S. 51). Ihnen wird zur Invalidenrente auch der Steigerungsbetrag der Angestelltenversicherung hinzugerechnet. Ist die Wartezeit schon in beiden Versicherungszweigen erfüllt und der Versicherungsfall in beiden eingetreten, so wird eine zusammengesetzte Rente von der Angestelltenversicherung gewährt, vorbehaltlich einer Ausgleichung zwischen der Reichsversicherungsanstalt und der Landesversicherungsanstalt. Sie besteht aus der Rente der Angestelltenversicherung zuzüglich des Steigerungsbeitrags aus der Invalidenversicherung.

Hat der Versicherte eheliche Kinder unter 15 Jahren, so tritt zur Invalidenrente ein Kinderzuschuß für jedes solche Kind. Er beträgt jährlich 90 Reichsmark. Den ehelichen Kindern sind in gewissen Grenzen uneheliche Kinder, Enkel und andere gleichgestellt. Über das 15. Lebensjahr hinaus wird der Kinderzuschuß gewährt bei Kindern in der Berufs- oder Schulausbildung bis höchstens zum 21. Lebensjahr und bei Gebrechlichkeit des Kindes für deren Dauer.

Treffen außerhalb des Falles der Wanderversicherung und des Falles einer mehrfachen Voraussetzung für Waisenrenten die Voraussetzungen für mehrfache Renten aus der Invalidenversicherung zusammen, oder tritt neben den Anspruch auf Rente aus der Invalidenversicherung der Anspruch auf Rente aus der Angestelltenversicherung, so erhält der Berechtigte nicht beide Renten voll, sondern nur die höchste Rente, und dazu von den anderen Renten ohne Kinderzuschuß die Hälfte als Zusatzrente.

b) Die Hinterbliebenenrenten der Invalidenversicherung.

Die Arten der Hinterbliebenenrente sind Witwen-, Witwer- und Waisenrente. Für sämtliche ist erforderlich, daß der verstorbene Versicherte zur Zeit des Todes die Wartezeit für die Invalidenversicherung erfüllt hatte und die Anwartschaft aus den Beiträgen nicht erloschen war.

Die *Witwenrente* wird nur an diejenige Witwe gewährt, die selbst invalide ist. Der Begriff der Invalidität ist dabei derselbe, wie er oben für die Invalidenrente angegeben wurde. Die Witwenrente wird bei dauernder Invalidität sofort, bei vorübergehender erst nach einer länger als 26 Wochen dauernden Invalidität gewährt. Sie fällt fort bei der Wiederverheiratung. In diesem Falle erhält die Witwe als einmalige Abfindung den Jahresbetrag der Witwenrente ausbezahlt Früher kannte das Gesetz auch ein besonderes Witwengeld. Dies ist nachher wieder beseitigt worden.

Witwerrente erhält der Ehemann einer verstorbenen Versicherten, wenn er selbst erwerbsunfähig und bedürftig ist und die verstorbene Versicherte den Lebensunterhalt der Familie ganz oder überwiegend aus ihrem Arbeitsverdienst bestritten hatte. Auch die Witwerrente fällt bei der Wiederverheiratung fort.

Waisenrente erhalten nach dem Tode des oder der Versicherten eheliche Kinder, die für ehelich erklärten und an Kindes Statt angenommenen Kinder, ferner uneheliche Kinder eines männlichen Versicherten, dessen Vaterpflicht festgestellt ist, uneheliche Kinder einer Versicherten, sowie diejenigen Stiefkinder und Enkel, die vor dem Eintritt des Versicherungsfalles von dem Versicherten überwiegend unterhalten worden sind. Sie erhalten die Waisenrente bis zum vollendeten 15. Lebensjahr, darüber hinaus bei Schul- oder Berufsausbildung bis längstens zum vollendeten 21. Lebensjahr, bei Gebrechlichkeit für deren Dauer. Aber Kinder einer versicherten Ehefrau, die eheliche Kinder des hinterbliebenen Ehemannes sind oder deren rechtliche Stellung haben, erhalten die Waisenrente nicht, wenn die verstorbene Ehefrau aus ihrem Arbeitsverdienst zum Unterhalt der Kinder nicht beigetragen hat; solange die Kinder bedürftig sind, wird die Rente gewährt, wenn der Ehemann erwerbsunfähig ist und die Ehefrau den Lebensunterhalt ihrer Familie ganz oder überwiegend aus ihrem Arbeitsverdienst bestritten hat, oder wenn der Ehemann sich ohne gesetzlichen Grund von der häuslichen Gemeinschaft ferngehalten und seiner väterlichen Unterhaltspflicht entzogen hat. Liegen die Voraussetzungen für mehrere Waisenrenten gleichzeitig vor, so wird trotzdem die Waisenrente nur einmal, und zwar zum höheren Betrag gewährt. Die sog. Waisenaussteuer, die das Gesetz früher außerdem noch kannte, ist wieder beseitigt worden.

Auch die Hinterbliebenenrente besteht aus einem *Grundbetrag, Reichszuschuß und Steigerungsbetrag*. Der Grundbetrag beläuft sich bei Witwen- und Witwerrenten auf $^{6}/_{10}$, bei Waisenrenten auf $^{5}/_{10}$ des Grundbetrages der Invalidenrente, der Reichszuschuß auf jährlich 72 RM. für Witwenrenten und Witwerrenten und auf 36 RM. für jede Waisenrente. Als Steigerungsbetrag werden Bruchteile der für die Zeit nach dem 1. I. 1924 entrichteten Beiträge dem Jahresbetrag zugesetzt und zwar bei Witwen- und Witwerrenten $^{6}/_{10}$ von 20%, bei Waisenrenten $^{5}/_{10}$ von 20%. Die vorherigen Beiträge sind in gewissem Umfang, soweit sie in die Zeit vor dem 1. X. 1921 fallen, aufgewertet. Ferner kommt bei Wanderversicherten noch der Steigerungsbetrag aus der Angestelltenversicherung hinzu.

Auch die Hinterbliebenenrenten werden nur auf *Antrag* gewährt.

Treffen außer dem Fall der Wanderversicherung und der oben erwähnten Voraussetzung für mehrere Waisenrenten aus der Invalidenversicherung die Voraussetzungen für mehrere Hinterbliebenenrenten der Invalidenversicherung zusammen, oder tritt neben den Anspruch auf Hinterbliebenenrente aus der Invalidenversicherung noch der Anspruch auf eine Rente aus der Angestelltenversicherung, so erhält der Berechtigte nicht die beiden Renten voll nebeneinander, sondern nur die höchste Rente, und dazu noch von der anderen Rente ohne Kinderzuschuß die Hälfte als Zusatzrente.

c) Das Heilverfahren der Invalidenversicherung.

Auf das Heilverfahren der Invalidenversicherung besteht kein Rechtsanspruch, sondern seine Bewilligung liegt im pflichtmäßigen Ermessen des Versicherungsträgers. Es kann daher auch nicht im Instanzweg verfolgt und auch nicht im Aufsichtsweg erzwungen werden. Während eines Anstaltsaufenthalts wird an Angehörige unter bestimmten Voraussetzungen ein sog. Hausgeld gezahlt. Hierauf besteht ein Rechtsanspruch.

Das Heilverfahren kann von dem Versicherungsträger eingeleitet werden entweder um eine drohende Invalidität abzuwenden, oder um bei einem Invalidenrentenempfänger eine bereits vorhandene Invalidität zu beseitigen. Über Richtlinien für das Heilverfahren gilt dasselbe, was oben im Abschnitt „Krankenversicherung" gesagt ist.

4. Aufbringung der Mittel in der Invalidenversicherung.

Die Mittel der Invalidenversicherung werden in erster Linie durch *Beiträge* der Beteiligten aufgebracht. Dazu tritt noch für jede Rente ein *Reichszuschuß*.

Die Beiträge werden durch *Einkleben* von Marken in Quittungskarten entrichtet (Markensystem, auch Klebesystem genannt). Die Quittungskarten werden von den Ausgabestellen für Quittungskarten auf Antrag ausgestellt. Welche Stellen als Ausgabestellen tätig werden, bestimmt jedes einzelne Land.

Die *Höhe der Beiträge* ist im Gesetz in Gestalt eines Beitragstarifs aufgebaut, der neuerdings 6 Lohnklassen umfaßt. Sie sind abgestuft nach der Höhe des wöchentlichen Arbeitsverdienstes. Klasse 1 reicht bis zu 6 RM., Klasse 2 von mehr als 6 bis 12 RM., Klasse 3 darüber hinaus bis 18 RM., Klasse 4 darüber hinaus bis 24 RM., Klasse 5 darüber hinaus bis 30 RM. und Klasse 6 von mehr als 30 RM. Die Wochenbeiträge betragen in der Lohnklasse 1 = 25 RPfg., 2 = 50 RPfg., 3 = 75 RPfg., 4 = 100 RPfg., 5 = 120 RPfg., 6 = 140 RPfg. Berechnet sind sie im Umlageverfahren nach dem mutmaßlichen Bedarf für mehrere Jahre.

Der Beitrag wird *je zur Hälfte* vom Arbeitgeber und vom Versicherten getragen. Nur für Versicherte der untersten Lohnklasse 1 trägt der Arbeitgeber die vollen Beiträge.

Der Arbeitgeber klebt die Pflichtbeiträge in die Quittungskarten ein, und der Versicherte ist dann, abgesehen von den beiden zuletzt erwähnten Fällen, verpflichtet, sich vom Lohn die Hälfte des Beitrages abziehen zu lassen. Freiwillig Versicherte kleben den Beitrag selbst.

Der Reichszuschuß beträgt für jede Invalidenrente jährlich 72 RM., für jede Witwen- und Witwerrente jährlich ebenfalls 72 RM. und für jede Waisenrente 36 RM. jährlich.

Die auf diese Weise eingehenden Gelder werden für die Leistungen der Versicherungsanstalten und für Verwaltungskosten *verwendet*. Sie sind, soweit sie nicht unmittelbar verwendet werden, nach bestimmten Grundsätzen anzulegen. Die Grundsätze sind dieselben wie diejenigen, die oben im ersten Abschnitt für die Krankenversicherung geschildert wurden. Besonders wichtig ist auch die Befugnis der Landesversicherungsanstalten, in gewissem Umfang für allgemeine sanitäre Zwecke der versicherten Bevölkerung Gelder aufzuwenden. Neuerdings hat die Reichsregierung die Befugnis erhalten, mit Zustimmung des Reichsrats und eines 28gliedrigen Ausschusses des Reichstages nach Anhörung der Versicherungsträger und der Ärzte oder ihrer Spitzenverbände Richtlinien für derartige allgemeine Maßnahmen zu erlassen. Näheres s. im Abschnitt „Krankenversicherung".

5. Das Verfahren.

Man hat auch hier das Spruch- und Beschlußverfahren zu unterscheiden. Im Spruchverfahren ergehen alle diejenigen Entscheidungen, die durch das

Gesetz ausdrücklich dem Spruchverfahren zugewiesen sind, insbesondere alle Entscheidungen in Leistungssachen. Im Beschlußverfahren werden vor allem die Beitragsstreitigkeiten erledigt.

a) Das Leistungsverfahren.

Der Rentenantrag kann wahlweise beim Versicherungsträger oder beim Versicherungsamt gestellt werden. Früher mußte er beim Versicherungsamt gestellt werden. Jetzt entscheidet zunächst immer der Versicherungsträger durch förmlichen Bescheid. Eine vorherige Beweiserhebung und Begutachtung durch das Versicherungsamt erfolgt nur, wenn der Rentenbewerber es beantragt oder der Versicherungsträger darum ersucht. Gegen den Rentenbescheid hat der Rentenbewerber binnen einem Monat nach der Zustellung die Möglichkeit der Berufung an das Oberversicherungsamt. Es entscheidet in der oben unter I. angegebenen Besetzung. Das Verfahren erfordert dort im allgemeinen die Abhaltung eines mündlichen Verhandlungstermins. Doch kann der Vorsitzende eine Vorentscheidung ohne solchen treffen. Hiergegen ist dann innerhalb Monatsfrist wahlweise der Antrag auf Entscheidung durch die vollbesetzte Kammer oder die Revision an das Revisionsgericht zulässig, soweit es sich überhaupt um eine revisionsfähige Sache handelt. Gegen die Entscheidung der Kammer des Oberversicherungsamts hat der Rentenbewerber binnen einem Monat das Rechtsmittel der Revision. In einer Reihe von Fällen ist sie aber ausdrücklich ausgeschlossen, z. B. wenn Beginn oder Ende der Höhe der Rente streitig ist. Über die Revision entscheidet das Reichsversicherungsamt, wo aber ein Landesversicherungsamt besteht, dieses. Die Besetzung ist oben unter I. angegeben. Die grundsätzlichen Entscheidungen werden vom Reichsversicherungsamt in den amtlichen Nachrichten des Reichsversicherungsamts veröffentlicht. Die darin ausgesprochenen Rechtsgrundsätze sind für die unteren Instanzen bindend. In nicht revisionsfähigen Sachen ist unter Umständen, wenn es sich um grundsätzliche Rechtsfragen handelt, die Abgabe seitens des Oberversicherungsamts an die Revisionsinstanz zur grundsätzlichen Entscheidung vorgeschrieben.

b) Das Beschlußverfahren.

Im Beschlußverfahren entscheidet das Versicherungsamt in unterster Instanz. Gegen seine Entscheidung ist binnen einem Monat die Beschwerde an das Oberversicherungsamt möglich. Gegen dessen Entscheidung gibt es binnen einem Monat die weitere Beschwerde, sofern sie nicht durch das Gesetz ausgeschlossen ist. In Beitragsstreitsachen entscheidet das Oberversicherungsamt aber im allgemeinen endgültig. Es hat jedoch die Beschwerde an das Oberversicherungsamt zur Entscheidung abzugeben, wenn es sich um eine grundsätzliche, noch nicht vom Reichsversicherungsamt entschiedene Rechtsfrage handelt und der Beschwerdeführer innerhalb der Beschwerdefrist die Abgabe beantragt.

IV. Die Angestelltenversicherung.

1. Organisation der Angestelltenversicherung.

a) Die Selbstverwaltung der Angestelltenversicherung.

Die Angestelltenversicherung hat einen einheitlichen Hauptversicherungsträger für das ganze Reich, die Reichsversicherungsanstalt für Angestellte in Berlin. Daneben bestehen nur wenige Ersatzversicherungsträger, die zugelassenen Ersatzkassen, ferner früher der Reichsknappschaftsverein, soweit die Angestelltenversicherung der bergmännischen Bevölkerung in Frage stand.

Die Organe der Reichsversicherungsanstalt sind das Direktorium und der Verwaltungsrat und die Vertrauensmänner. Ersteres übt im wesentlichen die laufende Verwaltung aus. Es besteht aus dem Präsidenten, weiteren beamteten und ehrenamtlichen Mitgliedern. Die beamteten Mitglieder haben die Rechte und Pflichten der Reichsbeamten. Die ehrenamtlichen Mitglieder bestehen zur Hälfte aus Vertretern der Arbeitgeber und der Versicherten. Der Verwaltungsrat besteht aus dem Präsidenten des Direktoriums als Vorsitzenden und je zur Hälfte aus ehrenamtlichen Vertretern der Arbeitgeber und Versicherten. Ihnen ist u. a. die Beschlußfassung über den Voranschlag vorbehalten.

Weitere Organe der Selbstverwaltung sind die Vertrauensmänner. Sie sind dezentralisiert im ganzen Reich und bestehen ebenfalls je zur Hälfte aus ehrenamtlichen Vertretern der Arbeitgeber und Versicherten.

b) Die Behörden der Angestelltenversicherung.

Abgesehen davon, daß die Reichsversicherungsanstalt selbst auch Behördencharakter hat, werden in der Angestelltenversicherung, entsprechend wie in der Arbeiterversicherung, staatliche Behörden mit zweierlei Aufgaben tätig, nämlich rechtsprechende Behörden und die Aufsichtsbehörde.

Die rechtsprechenden Behörden waren früher selbständig. Dies waren ein Rentenausschuß, ein Schiedsgericht und ein Oberschiedsgericht für Angestelltenversicherung. Sie sind mit Wirkung vom 1. I. 1923 aufgehoben und in die entsprechenden Instanzen der Arbeiterversicherung, also in die Versicherungsämter, Oberversicherungsämter und das Reichsversicherungsamt eingegliedert worden. Es sind besondere Ausschüsse für Angestelltenversicherung bei einzelnen Versicherungsämtern, besondere Kammern für Angestelltenversicherung bei einzelnen Oberversicherungsämtern und besondere Senate für Angestelltenversicherung beim Reichsversicherungsamt gebildet.

Aufsichtsbehörde über die Reichsversicherungsanstalt ist der Reichsarbeitsminister.

2. Der Kreis der versicherten Personen.

a) Die Versicherungspflicht in der Angestelltenversicherung.

Den Kern der Versicherten bilden auch hier die Pflichtversicherten. Der Versicherungspflicht sind alle über die körperliche Handarbeit hinausgehenden Angestellten unterworfen. Das Gesetz umschreibt dies durch Aufzählung der einzelnen größeren Gruppen. Versicherungspflichtig sind danach alle leitenden Angestellten, alle Werkmeister, Betriebsbeamten und sonstige Angestellte in ähnlich gehobener oder höherer Stellung, ferner Bureauangestellte, soweit sie nicht ausschließlich mit Botengängen, Aufräumung und ähnlichen Arbeiten befaßt sind, einschließlich der Werkstattschreiber und Bureaulehrlinge, weiter Handlungsgehilfen und Handlungslehrlinge sowie kaufmännische Angestellte in nichtkaufmännischen Betrieben, Bühnenmitglieder und Musiker, Angestellte in Berufen der Erziehung, des Unterrichts, der Fürsorge, der Kranken- und Wohlfahrtspflege, schließlich aus der Schiffsbesatzung deutscher Seefahrzeuge und aus der Besatzung von Binnenfahrzeugen die Schiffsführer, Schiffsoffiziere Verwalter und Verwaltungsassistenten sowie die in einer ähnlich gehobenen oder höheren Stellung befindlichen Angestellten.

Um die früher außerordentlich zahlreichen Streitigkeiten über die Zugehörigkeit zu den einzelnen Berufsgruppen zu verringern, ist dem Reichsarbeitsminister die Zuständigkeit gegeben, durch Ausführungsbestimmungen diejenigen Berufsgruppen näher zu bezeichnen, die in den Kreis der oben angegebenen, vom Gesetz aufgestellten großen Gruppen des § 1 fallen. Dies ist durch Ausführungsbestimmung vom 8. III. 1924 geschehen. Eine große Anzahl einzelner Berufe ist dort teils unmittelbar, teils durch nähere Begrenzung typischer Beschäftigungsarten aufgeführt. Eine weitere Vorschrift des Gesetzes gestattet den Beteiligten selbst eine gewisse Einwirkung auf die Einordnung zur Angestellten- oder Invalidenversicherung. Wenn nämlich zwischen den Versicherungsträgern außerhalb eines Leistungsverfahrens Streit darüber entsteht, ob ein Versicherter zur Angestellten- oder Invalidenversicherung gehört, so ist die schriftliche gemeinsame Erklärung des Arbeitgebers und des Arbeitnehmers für die Zugehörigkeit maßgeblich.

Kein Erfordernis der Versicherungspflicht ist die Ausübung im *Hauptberuf*. Die frühere gegenteilige Vorschrift, die bei einzelnen Berufen vom Gesetz aufgestellt war, ist wieder beseitigt.

Auch ist das frühere *Mindestalter* von 16 Jahren beseitigt. Ein Mindestalter ist jetzt überhaupt nicht mehr vorgesehen. Doch müssen zu der Beschäftigung innerhalb einer der angeführten Berufsgruppen noch eine Reihe *weiterer Voraussetzungen* hinzukommen, damit die Versicherungspflicht eintritt.

Der *Jahresarbeitsverdienst* aus der angestelltenversicherungspflichtigen Beschäftigung darf eine bestimmte Grenze nicht überschreiten, die vom Reichsarbeitsminister im Verordnungsweg jeweils festgesetzt wird. Sie beträgt zur Zeit 6000 RM.

Die Beschäftigung muß ferner *gegen Entgelt* stattfinden. Hierunter fallen sowohl Bar- wie Sachleistungen, unter anderem auch Provisionen. Besteht aber das Entgelt ausschließlich in freier Unterhaltsgewährung, so tritt Versicherungsfreiheit ein.

Ein *Dienstverhältnis* muß bestehen, d. h. nach der Rechtsprechung ein Verhältnis persönlicher und wirtschaftlicher Abhängigkeit. Den Gegensatz bildet der Begriff des selbständigen Unternehmers.

In gewissen, vom Gesetz näher umgrenzten Fällen tritt *Versicherungsfreiheit* ein, obwohl an und für sich eine Beschäftigung ausgeübt wird, die in eine Berufsgruppe der Angestelltenversicherung fällt. Sie tritt entweder kraft Gesetzes oder auf Antrag ein.

Ohne weiteres kraft Gesetzes ist versicherungsfrei der Ehegatte, der beim anderen Ehegatten beschäftigt ist, ferner wer als Entgelt nur freien Unterhalt bezieht, weiter wer bereits berufsunfähig ist oder Ruhegeld oder Witwerrente der Angestelltenversicherung oder Invaliden-, Witwer- oder Witwenrente aus der Invalidenversicherung bezieht. Versicherungsfrei ist auch, wer nur vorübergehend eine unter das AVG. fallende Tätigkeit ausübt. Was als vorübergehend im Sinne dieser Vorschrift zu verstehen ist, bestimmt der Reichsarbeitsminister im Verordnungswege. Schließlich sind auch diejenigen Beamten und sonstigen Angestellten beim Reich, bei Ländern und gewissen sonstigen öffentlichen Körperschaften versicherungsfrei, denen eine Anwartschaft auf ausreichendes Ruhegehalt und Hinterbliebenenfürsorge gewährleistet ist. Ob eine Gewährleistung vorliegt, bestimmt die Verwaltungsbehörde. Wer zu seiner wissenschaftlichen Ausbildung für den künftigen Beruf gegen Entgelt tätig ist, ist ebenfalls versicherungsfrei. Dies trifft z. B. meistens auf ärztliche Assistenten in Krankenhäusern zu.

Anderseits tritt die *Versicherungsfreiheit auf Antrag* ein, und zwar auf Antrag des Beschäftigten selbst, wenn er vom Reich, einem Land oder gewissen anderen öffentlichen Verbänden eine der Angestelltenversicherung gleichwertige Versorgung bezieht und daneben Anwartschaft auf eine ausreichende Hinterbliebenenfürsorge gewährleistet ist. Auf den Befreiungsantrag entscheidet das

Versicherungsamt und auf Beschwerde das Oberversicherungsamt. Auf Antrag des Arbeitgebers schließlich können die Befreiungsvorschriften wegen Gewährleistung von Anwartschaften auch ausgedehnt werden auf Beschäftigte bei sonstigen Körperschaften. Die Entschließung hierüber steht dem Reichsversicherungsamt zu.

Erhebliche Bedeutung hat durch die Beseitigung der Doppelversicherung die Gesamtheit derjenigen Vorschriften gewonnen, die sich mit der sog. *Wanderversicherung* befassen. Sie sind neu und als unmittelbarer Ausfluß der Beseitigung der Doppelversicherung ergangen. Dabei werden unter Wanderversicherten diejenigen Personen verstanden, die sowohl in der Angestellten- als auch in der Invalidenversicherung Beiträge geleistet haben, einerlei ob nacheinander oder gleichzeitig. Vor allem werden dadurch die Fälle getroffen, in denen im Lauf des Arbeitslebens ein Vorarbeiter zum Werkmeister aufsteigt. Während früher die beiden Versicherungen grundsätzlich in solchen Fällen nebeneinander herliefen und sich gegenseitig nicht ergänzten, besteht jetzt eine Wechselwirkung, die von dem Grundsatz ausgeht, daß möglichst die in der einen Versicherung zurückgelegte Beitragszeit auch in der anderen Versicherung nutzbar gemacht wird. Infolgedessen sind 3 Arten solcher Wechselvorschriften für Wanderversicherte zu verzeichnen. Nämlich erstens erhalten sie eine zusammengesetzte Rente aus den Beiträgen der beiden Versicherungszweige. Näheres s. unten 3. bei den Leistungen. Zweitens wirkt die bezahlte Beitragszeit aus der Invalidenversicherung anwartschaftserhaltend in der Angestelltenversicherung und umgekehrt. Drittens werden die mit Beiträgen gedeckten Zeiten aus der Angestelltenversicherung als freiwillige Beitragszeiten auf die Wartezeit der Invalidenversicherung angerechnet, aber nicht umgekehrt.

b) Die freiwillige Versicherung in der Angestelltenversicherung.

Das Gesetz kennt drei Arten der freiwilligen Versicherung: die Weiterversicherung, die Selbstversicherung und die freiwillige Fortsetzung der Selbstversicherung.

Die *Weiterversicherung* ist die Fortsetzung einer abgebrochenen Pflichtversicherung. Sie ist zulässig nur, wenn der Versicherte mindestens vier Pflichtbeitragsmonate zurückgelegt hat, worunter auch Ersatzzeiten sein können. Doch darf noch keine dauernde oder länger als 26 Wochen währende vorübergehende Berufsunfähigkeit eingetreten sein.

Die *Selbstversicherung* ist der von vornherein erfolgende freiwillige Eintritt in die Versicherung ohne Anschluß an eine vorherige Pflichtversicherung. Sie ist bis zum vollendeten 40. Lebensjahr zulässig für Personen, die oberhalb der Versicherungspflichtgrenze sind, ferner für gewisse Kleinunternehmer und für Personen, die nur deshalb versicherungsfrei sind, weil sie lediglich freien Unterhalt als Entgelt beziehen oder vorübergehend beschäftigt oder zu ihrer wissenschaftlichen Ausbildung für ihren zukünftigen Beruf tätig sind.

Freiwillige Fortsetzung der Selbstversicherung ist die Fortführung der Selbstversicherung nach Wegfall desjenigen Verhältnisses, das die Selbstversicherung begründet hatte. Auch die Selbstversicherung und die Fortsetzung der Selbstversicherung sind nicht mehr möglich, wenn dauernde Berufsunfähigkeit oder eine über 26 Wochen hinaus währende vorübergehende Berufsunfähigkeit vorliegt.

3. Die Leistungen der Angestelltenversicherung.

Auch in der Angestelltenversicherung hat man zwischen solchen Leistungen, auf die ein Rechtsanspruch besteht, und anderen Leistungen zu unterscheiden. In die erstere Gruppe fallen das Ruhegeld, die Hinterbliebenenrenten und Erstattungsansprüche. Die Versicherungsfälle sind für das Ruhegeld der Eintritt der Berufsunfähigkeit oder des gesetzlichen Alters und für die Hinterbliebenenrente der Tod des Versicherten. Auf der anderen Seite steht das Heilverfahren. Seine Bewilligung ist vom pflichtmäßigen Ermessen des Versicherungsträgers abhängig. Ein klagbarer Anspruch darauf besteht nicht. Auch durch die Aufsichtsbehörde ist es nicht erzwingbar.

a) Das Ruhegeld.

Gesetzliche Voraussetzungen des Ruhegeldes sind der Eintritt des Versicherungsfalles (Berufsunfähigkeit oder Alter), Erfüllung der Wartezeit und Aufrechterhaltung der Anwartschaft aus den geleisteten Beiträgen.

α) Der Versicherungsfall (Berufsunfähigkeit oder Alter).

Das Ruhegeld ist eine einheitliche Leistung, die sowohl beim Eintritt der Berufsunfähigkeit als auch beim gesetzlichen Alter, d. h. bei Vollendung des 65. Lebensjahres gewährt wird. Es ist in beiden Fällen gleich hoch. Auch die Wartezeit ist in beiden Fällen nicht verschieden.

Der *Begriff der Berufsunfähigkeit* ist vom Gesetz im § 30 bestimmt. Danach ist berufsunfähig derjenige, dessen Arbeitsfähigkeit auf weniger als die Hälfte der Arbeitsfähigkeit eines körperlich und geistig gesunden Versicherten von ähnlicher Ausbildung und gleichwertigen Kenntnissen und Fähigkeiten herabgesunken ist. Dabei wird unterschieden zwischen dauernder und vorübergehender Berufsunfähigkeit. Dauernd ist diejenige Berufsunfähigkeit, die von vornherein nach menschlichem Ermessen bleiben wird. Vorübergehend ist diejenige Berufsunfähigkeit, die nach menschlicher Voraussicht durch Besserung des Zustandes wegfallen wird. Ruhegeld erhält der dauernd Berufsunfähige vom Anfang seiner Berufsunfähigkeit an, dagegen der vorübergehend Berufsunfähige erst vom Beginn der 27. Woche der Berufsunfähigkeit an. Der Begriff der Berufsunfähigkeit ist bei alledem scharf zu unterscheiden von dem Begriff der Arbeitsunfähigkeit im Sinne der Krankenversicherung, der Erwerbsunfähigkeit im Sinne der Unfallversicherung und der Pensionsfähigkeit im Sinne der Knappschaftsversicherung. Näheres hierüber s. in den entsprechenden Abschnitten.

Auch hier ist für den Arzt ein weites Feld der Mitwirkung als Gutachter. Unter anderem sei hier auf eine Entscheidung des Reichsversicherungsamts hingewiesen über den Fall, wenn eine zunächst vorübergehende Berufsunfähigkeit erst allmählich in dauernde Berufsunfähigkeit übergegangen ist. Die grundsätzliche Behandlung dieses Falles gestaltet sich ebenso, wie sie oben im Abschnitt über Invalidenversicherung angegeben wurde. Weiter gilt auch, was dort gesagt ist, über die Bedeutung der ärztlichen Gutachten und über die Beurteilung bei wechselndem Körperzustand, ferner über den Einfluß der Möglichkeit eines Heilverfahrens auf die Beurteilung der Invalidität und endlich auch über Operationen, sinngemäß auch für die Berufsunfähigkeit im Sinne der Angestelltenversicherung.

β) Die Wartezeit beim Ruhegeld der Angestelltenversicherung.

Über den Begriff der Wartezeit s. die grundsätzlichen Erörterungen bei der Invalidenrente. Man hat darunter auch hier diejenige Mindestbeitragszeit zu verstehen, die zurückgelegt sein muß, damit ein Rentenanspruch entstehen kann. Sie wird aber hier nicht nach Beitragswochen, sondern nach Beitragsmonaten berechnet und ist auch länger als in der Invalidenversicherung. Sie beträgt beim Ruhegeld für männliche Versicherte 120 Beitragsmonate, für weibliche Versicherte 60 Beitragsmonate und erhöht sich, wenn weniger als 60 Beitragsmonate auf Grund der Versicherungspflicht nachgewiesen sind, bei weiblichen Versicherten auf 90 Beitragsmonate, bei männlichen Versicherten auf 150 Beitragsmonate. Für Selbstversicherer beträgt sie in allen Fällen 180 Beitragsmonate. In diese Wartezeit werden auch die vollen Kalendermonate eingerechnet, in denen der Versicherte während des letzten Krieges dem Deutschen Reich oder einem mit ihm verbündeten oder befreundeten Staat Kriegs-, Sanitäts- oder ähnliche Dienste geleistet hat; für Ersatzkassenversicherte kommt es auf die Kassensatzung an. Sonstige Ersatzzeiten für die Wartezeit gibt es in der Angestelltenversicherung nach dem Gesetz ohne weiteres nicht; insbesondere rechnen auch bei Wanderversicherten nicht etwa die Beitragszeiten aus der Invalidenversicherung auf die Wartezeit der Angestelltenversicherung. Jedoch hat der Reichsarbeitsminister die Möglichkeit, auch für die Wartezeit neue Ersatzzeiten zu schaffen. Hiervon ist bisher nur Gebrauch gemacht für Personen, die aus dem besetzten und den Einbruchsgebieten des Westens ausgewiesen oder verdrängt worden sind (VO. vom 7. II. 1925).

γ) Die Anwartschaft beim Ruhegeld der Angestelltenversicherung.

Der Begriff der Anwartschaft ist an sich derselbe wie in der Invalidenversicherung. Man hat also auch hier darunter die Anrechnungsfähigkeit der zurückgelegten Beitragszeit, und zwar hier nicht der Beitragswochen, sondern der Beitragsmonate bei der demnächstigen Rentenberechnung zu verstehen. Aber die Voraussetzungen, unter denen die Anwartschaft erlischt, sind hier erheblich verschieden von denjenigen der Invalidenversicherung sowohl nach der Berechnungsart, als auch nach der Zahl der verlangten Mindestbeiträge. Es werden hier nicht einzelne Anwartschaftszeiträume von der Ausstellung jeder Versicherungskarte ab gerechnet, sondern es besteht nur eine Anwartschaftskette, die von dem auf das erste Versicherungsjahr folgenden Kalenderjahr rechnet. Die Anwartschaft erlischt, wenn, von da an gerechnet, in den nächsten 10 Kalenderjahren in jedem Kalenderjahr nicht mindestens 8 Beitragsmonate und in den folgenden nicht mindestens 4 Beitragsmonate in jedem Kalenderjahr zurückgelegt sind. Auch Ersatzzeiten rechnen hier mit. Als Ersatzzeiten gelten dabei diejenigen Zeiten, in denen der Versicherte infolge Krankheit arbeitsunfähig war und keinen Entgelt bezog, ferner Zeiten des Besuches einer staatlich anerkannten Fortbildungslehranstalt, weiter Zeiten, in denen Kriegs-, Sanitäts- und ähnliche Dienste im letzten Krieg dem Reich oder einem mit ihm verbündeten oder befreundeten Staate geleistet worden sind, und endlich die durch Beiträge gedeckten Zeiten der Invalidenversicherung bei Wanderversicherten, sofern nicht dieselben Zeiten schon in der Angestelltenversicherung als Beitragsmonate ohnedies rechnen. Die Ersatzzeiten werden durch Ersatzzeitscheine nachgewiesen; das Nähere bestimmt eine Beitragsordnung.

Wenn nach den angegebenen Vorschriften die Anwartschaft erloschen ist, so kann sie aber unter gewissen Voraussetzungen wieder aufleben. Dies trifft unter anderem zu, wenn der Versicherte von neuem auf Grund einer versicherungspflichtigen Beschäftigung oder eines Selbstversicherungsverhältnisses Beiträge entrichtet hat, und zwar 24 Beitragsmonate, sofern vor dem Erlöschen der Anwartschaft die Wartezeit erfüllt war, andernfalls 48 Beitragsmonate. Die Anwartschaft gilt schließlich als nicht erloschen, wenn die Zeit, die zwischen dem erstmaligen Eintritt in die Versicherung und dem Versicherungsfall liegt, mindestens zu drei Vierteln mit Beiträgen oder auch mit Ersatzzeiten in Gestalt von Kriegs-, Sanitäts- oder ähnlichen Diensten aus dem Weltkrieg belegt ist (sog. Dreivierteldeckung).

δ) Antrag.

Liegen alle angegebenen Voraussetzungen für den Ruhegeldanspruch vor, so ist noch als formelles Erfordernis außerdem die Stellung eines Antrages nötig. Von Amts wegen wird das Ruhegeld nicht gewährt. Über den weiteren Verlauf des Ruhegeldverfahrens s. Näheres unter V.

ε) Höhe des Ruhegeldes.

Das Ruhegeld setzt sich aus einem festen jährlichen Grundbetrag und einem Steigerungsbetrag zusammen. Ein Reichszuschuß wird nicht gewährt. Der Grundbetrag beläuft sich jetzt auf jährlich 480 Mark beim Ruhegeld. Als Steigerungsbetrag werden jetzt 15% (früher 10%) der für die Zeit nach dem 1. I. 1924 gültig entrichteten Beiträge gewährt. Dazu tritt eine gewisse Aufwertung der Beträge aus der vorherigen Zeit, für die in gewissem Umfang Beträge auf Grund des Gesetzes vom 23. III. 1925 (RGBl. I, S. 28) angesetzt werden, soweit sie in die Zeit vom 1. I. 1913 bis 31. VII. 1921 fallen.

Dazu tritt bei denjenigen Ruhegeldempfängern, die Kinder unter 18 Jahren haben, für jedes von ihnen ein jährlicher *Kinderzuschuß* von 90 Mark. Berücksichtigt werden hierbei auch für ehelich erklärte und an Kindes Statt angenommene Kinder, unter gewissen Voraussetzungen auch Stiefkinder und Enkel, ferner uneheliche Kinder, wenn die Vaterschaft des Ruhegeldempfängers festgestellt ist.

Eine weitere Erhöhung erfährt das Ruhegeld bei *Wanderversicherten*. Hier tritt zu den Leistungen der Angestelltenversicherung als Ergänzung der Steigerungsbetrag der Invalidenversicherung für anrechnungsfähige Beitragswochen dieser Versicherung hinzu. Untereinander haben dann die beiderseitigen Versicherungsträger sich auszugleichen. Ist die Wartezeit in beiden Versicherungszweigen erfüllt und der Versicherungsfall in beiden eingetreten, so wird die zusammengesetzte Leistung stets aus der Angestelltenversicherung gewährt, vorbehaltlich der oben erwähnten Ausgleichung zwischen der Reichsversicherungsanstalt und den Versicherungsträgern der Invalidenversicherung.

Für das *Zusammentreffen mehrerer Renten* aus der Angestelltenversicherung oder von Renten aus der Angestelltenversicherung mit solchen der Invalidenversicherung außerhalb des Falles der Wanderversicherung und des Falles einer mehrfachen Voraussetzung der Waisenrente gilt das, was oben bei der Invalidenversicherung ausgeführt ist, entsprechend. Der Berechtigte erhält also statt der beiden vollen Renten nur die höchste Rente und als Zusatzrente hierzu die Hälfte der anderen Rente ohne Kinderzuschuß.

b) Die Hinterbliebenenrenten der Angestelltenversicherung.

Es gibt Witwen-, Witwer- und Waisenrente. Bei allen wird vom Gesetz verlangt, daß der verstorbene Versicherte zur Zeit seines Todes die Wartezeit für die Hinterbliebenenrente erfüllt hat und daß die Anwartschaft aus den Beiträgen nicht erloschen war. Die Wartezeit beläuft sich bei den Hinterbliebenenrenten auf 120 Beitragsmonate und ist auf 150 Beitragsmonate verlängert, wenn nicht mindestens 60 Beitragsmonate auf Grund der Versicherungspflicht darunter sind. Für Selbstversicherer beträgt sie in allen Fällen 180 Beitragsmonate.

a) *Witwenrente* erhält auch die Witwe, die nicht berufsunfähig ist. Die Witwenrente fällt bei der Wiederverheiratung weg. In diesen Fällen erhält die Witwe als einmalige Abfindung den dreifachen Jahresbetrag der Witwenrente ausbezahlt.

b) *Witwerrente* erhält der Ehemann, wenn die versicherte Ehefrau stirbt, sofern er selbst erwerbsunfähig und bedürftig ist und die Verstorbene den Lebensunterhalt der Familie ganz oder überwiegend aus ihrem Arbeitsverdienst bestritten hat. Auch die Witwerrente fällt bei der Wiederverheiratung weg.

c) *Waisenrente* wird nach dem Tode des oder der Versicherten den ehelichen Kindern, ferner den für ehelich erklärten und an Kindes Statt angenommenen Kindern, unter bestimmten Voraussetzungen auch den Stiefkindern und Enkeln, ferner den unehelichen Kindern des Versicherten, wenn die Vaterschaft des Verstorbenen festgestellt ist, schließlich auch den unehelichen Kindern einer Versicherten gewährt. Kinder einer versicherten Ehefrau, die eheliche Kinder des hinterbliebenen Ehemannes sind oder deren rechtliche Stellung haben, erhalten die Waisenrente aber nicht, wenn die verstorbene Ehefrau aus ihrem Arbeitsverdienst zum Unterhalte der Kinder nicht beigetragen hat. Die Waisenrente wird bis zum vollendeten 15. Lebensjahr, darüber hinaus bei Schul- oder Berufsausbildung bis längstens zum vollendeten 21. Lebensjahr, bei Gebrechlichkeit des Kindes für deren Dauer gewährt.

Die Hinterbliebenenrente setzt sich ebenfalls aus einem festen jährlichen *Grundbetrag* und einem *Steigerungsbetrag* zusammen. Reichszuschuß wird auch hier nicht gewährt. Dabei wird die Rente in der Weise berechnet, daß zunächst das Ruhegeld ohne Kinderzuschuß ausgerechnet wird, das der oder die Verstorbene bezogen hat oder bezogen hätte. Hiervon betragen die Witwen- und Witwerrente je sechs Zehntel, die Waisenrente für jede Waise fünf Zehntel.

Antrag.

Ein Antrag ist auch bei der Hinterbliebenenrente erforderlich.

Für das *Zusammentreffen mehrerer Renten* gilt das oben beim Ruhegeld schon Gesagte. Treffen die Voraussetzungen für mehrere Waisenrenten zusammen, so wird die Waisenrente nui einmal gegeben, und zwar zum höheren Betrag.

c) Rückerstattungsansprüche in der Angestelltenversicherung.

Beiträge, die ursprünglich zu Recht entrichtet sind, können im allgemeinen nicht wieder zurückgefordert werden, auch wenn späterhin die Wartezeit nicht erfüllt wird und deshalb ein Rentenanspruch nicht entsteht. Nur in einigen Ausnahmefällen gesteht das Gesetz aus Billigkeitsgründen einen Rückerstattungsanspruch in solchen Fällen zu. Einmal nämlich unter bestimmten Voraussetzungen beim Tod einer weiblichen Versicherten für die Hinterbliebenen, und zwar in Höhe der Hälfte der für die Zeit vom 1. I. 1924 bis zum Tode geleisteten Beiträge. Ferner bei der Heirat einer weiblichen Versicherten, wenn sie nach Ablauf der Wartezeit für das Ruhegeld heiratet und binnen 3 Jahren nach der Verheiratung aus der versicherungspflichtigen Beschäftigung ausscheidet. Er umfaßt ebenfalls die Hälfte der für die Zeit vom 1. I. 1924, und zwar hier bis zum Ausscheiden geleisteten Beiträge. Letzteres gilt entsprechend auch für Versicherte, die durch Eintritt in eine Schwesternschaft oder religiöse Gemeinschaft aus der Versicherungspflicht ausscheiden und sich nicht freiwillig weiter versichern. In einer gewissen Übergangszeit besteht ein Rückerstattungsanspruch auch im Fall des Todes des Versicherten, nämlich wenn der Versicherungsfall innerhalb der ersten 15 Jahre nach dem 1. I. 1913 eintritt, ohne daß ein Anspruch auf Leistungen nach dem Angestelltenversicherungsgesetz oder aus der Invalidenversicherung geltend gemacht werden kann. Den Hinterbliebenen steht in diesem Falle beim Tode des Versicherten ein Rückerstattungsanspruch auf vier Zehntel der für die Zeit seit dem 1. I. 1924 entrichteten Beiträge zu.

d) Das Heilverfahren der Angestelltenversicherung.

Ein Heilverfahren kann eingeleitet werden entweder, um eine drohende Berufsunfähigkeit bei einem Versicherten abzuwenden oder, um bei einem Ruhegeldempfänger die bereits vorhandene Berufsunfähigkeit wieder zu beseitigen.

Ein Rechtsanspruch besteht auf das Heilverfahren nicht. Seine Bewilligung liegt vielmehr im pflichtmäßigen Ermessen des Versicherungsträgers. Daher gibt es gegen seine Ablehnung auch keine Rechtsmittel, und es kann auch im Aufsichtsweg ein abgelehntes Heilverfahren nicht erzwungen werden.

Angehörige des Versicherten erhalten, wenn das Heilverfahren in einer Heilanstalt durchgeführt wird, unter bestimmten Voraussetzungen ein Hausgeld; hierauf besteht ein Rechtsanspruch.

4. Aufbringung der Mittel der Angestelltenversicherung.

Die Mittel der Angestelltenversicherung werden ausschließlich von den Arbeitgebern und Versicherten durch Beiträge aufgebracht. Zu diesem Zweck bestehen 8 Beitragsklassen. Die Klassen A bis F sind nach der Höhe des monatlichen Arbeitsverdienstes abgestuft, A bis zu 50 RM., B darüber bis 100 RM., C darüber bis zu 200 RM., D darüber bis zu 300 RM., E darüber bis zu 400 RM., F mehr als 400 RM. Die Beitragsklassen G und H sind für freiwillig Versicherte vorbehalten. Der Beitrag beträgt monatlich in Klasse A = 2, B = 4, C = 8, D = 12, E = 16, F = 20, G = 25, H = 30 RM. Die Beiträge sind nach dem Umlageverfahren auf der Grundlage des Bedarfs für eine Reihe von Jahren bemessen, einschließlich der Verwaltungskosten.

Diese Beiträge werden von dem Arbeitgeber und Versicherten je zur Hälfte getragen. Nur in der untersten Klasse A und bei Lehrlingen trägt der Arbeitgeber stets die vollen Beiträge.

Die Beitragsentrichtung erfolgt durch *Einkleben* von Marken in Versicherungskarten. Die Versicherungskarten werden von den Ausgabestellen ausgestellt. Wer Ausgabestelle ist, bestimmt die Beitragsordnung, die Marken werden von der Post verkauft. Das Einkleben hat der Arbeitgeber zu besorgen. Nur die freiwillig Versicherten kleben selbst.

Die auf diese Weise eingehenden Gelder oder sonstiges Vermögen der Reichsversicherungsanstalt sind *nach bestimmten Grundsätzen verzinslich anzulegen,* soweit sie nicht für den laufenden Bedarf sofort ausgegeben werden. Sie dürfen zu anderen Zwecken als den gesetzlich vorgeschriebenen oder zugelassenen nicht verwendet werden. Möglich ist mit Genehmigung des Reichsarbeitsministers auch die Aufwendung von Mitteln, um allgemeine Maßnahmen sanitärer Art hinsichtlich der versicherten Bevölkerung zu fördern oder durchzuführen. Hierfür kann die Reichsregierung auch allgemeine Richtlinien nach Anhörung des Versicherungsträgers und der Ärzte oder ihrer Spitzenverbände mit Zustimmung des Reichsrates und eines 28gliedrigen Ausschusses des Reichstages aufstellen. Näheres s. im Abschnitt „Krankenversicherung".

5. Das Verfahren der Angestelltenversicherung.

Auch die Angestelltenversicherung unterscheidet, wie die Arbeiterversicherung, zwischen dem Spruch- und Beschlußverfahren. Im ersteren werden die Leistungsansprüche, im letzteren die anderen Angelegenheiten verfahrensrechtlich erledigt.

a) Spruchverfahren.

Der Antrag auf die Renten ist wahlweise bei der Reichsversicherungsanstalt oder beim Versicherungsamt zu stellen. Eine Vorbereitung und Begutachtung durch das Versicherungsamt erfolgt jetzt nur noch, wenn die Reichsversicherungsanstalt darum ersucht oder der Rentenbewerber es beantragt. Über den Rentenantrag wird durch förmlichen Bescheid der Reichsversicherungsanstalt entschieden. Er ist dem Antragsteller zuzustellen. Binnen Monatsfrist steht ihm das Rechtsmittel der Berufung an das Oberversicherungsamt zu.

Das Oberversicherungsamt entscheidet nach mündlicher Verhandlung durch die Kammer für Angestelltenversicherung. Über deren Besetzung s. oben unter 1 Der Vorsitzende ist aber befugt, ohne mündliche Verhandlung als Einzelperson eine Vorentscheidung zu treffen. Hiergegen hat der Rentenbewerber binnen Monatsfrist wahlweise das Recht zur Anrufung der vollbesetzten Kammer des Oberversicherungsamts oder das Rechtsmittel der Revision an das Reichsversicherungsamt, sofern die Angelegenheit nicht ausdrücklich der Revision entzogen ist.

Über die Revision entscheidet das Reichsversicherungsamt, und zwar der Senat für Angestelltenversicherung. Über dessen Besetzung s. oben unter 1. Auch hier wird grundsätzlich nach mündlicher Verhandlung durch den vollbesetzten Senat entschieden. Der Vorsitzende kann aber, wenn die Revision offenbar ungerechtfertigt oder verspätet oder unzulässig ist, eine Vorentscheidung als Einzelperson treffen, sofern er mit dem Berichterstatter darüber einig ist. Bei Verwerfung als verspätet kann der Antragsteller binnen einer Woche die Entscheidung des Spruchsenats anrufen. Gewisse Sachen sind ausdrücklich der Revision entzogen, unter anderem diejenigen Streitfälle, in denen es sich nur um Höhe, Beginn und Ende von Ruhegeld oder um Hinterbliebenenrente oder um Erstattungsansprüche handelt.

b) Beschlußverfahren.

Im Beschlußverfahren entscheidet das Versicherungsamt in unterster Instanz, und zwar als Ausschuß für Angestelltenversicherung. Der Vorsitzende kann hierbei auch in allen Fällen als Einzelperson entscheiden, wenn nicht ausdrücklich die Entscheidung durch den Ausschuß beantragt ist. Über die Besetzung s. oben 1. Gegen die Entscheidung des Ausschusses ist binnen Monatsfrist die Beschwerde an das Oberversicherungsamt zulässig.

Über die Beschwerde entscheidet das Oberversicherungsamt, und zwar als Beschlußkammer für Angestelltenversicherung. Über ihre Besetzung s. oben 1. Auch hier kann der Vorsitzende jedoch in allen Fällen als Einzelperson entscheiden, sofern nicht etwa schon in der Vorinstanz mit Beisitzern entschieden wurde oder die Entscheidung durch den vollbesetzten Beschlußausschuß ausdrücklich beantragt wird.

Eine weitere Beschwerde gibt es nicht.

Im Beschlußverfahren der Angestelltenversicherung werden hauptsächlich die Beitragsstreitsachen erledigt. Hier besteht aber für das Verfahren in zweiter Instanz die Besonderheit, daß bei grundsätzlichen Rechtsfragen die Abgabe an das Reichsversicherungsamt durch das Oberversicherungsamt zu erfolgen hat, wenn der Antragsteller es innerhalb der Beschwerdefrist beantragt und das Reichsversicherungsamt noch nicht grundsätzlich Stellung genommen hat, oder wenn das Oberversicherungsamt von einer grundsätzlichen Entscheidung des Reichsversicherungsamts abweichen will.

V. Die Knappschaftsversicherung.

Die Knappschaftsversicherung ist von Reichs wegen durch das Reichsknappschaftsgesetz vom 23. Juni 1923 geregelt.

1. Organisation der Knappschaftsversicherung.

a) Die Selbstverwaltung der Knappschaftsversicherung.

Träger der Knappschaftsversicherung ist der Reichsknappschaftsverein in Berlin. Er ist eine juristische Person des öffentlichen Rechts und vereinigt in sich die Eigenschaft als Träger der Knappschaftsversicherung, soweit die Knappschaftspension in Frage steht, und als Sonderanstalt der Invalidenversicherung, soweit es sich um die Invalidenversicherung der Knappschaftsversicherten handelt. Endlich war er früher Träger der Angestelltenversicherung mit dem Charakter ähnlich wie eine Ersatzkasse für die bei ihm versicherten Angestellten; letzteres ist jetzt grundsätzlich beseitigt, da es für knappschaftliche Angestellte künftig nur noch die Pensionsversicherung statt der Angestelltenversicherung gibt, abgesehen von einem begrenzten Kreis von Ausnahmefällen (§ 66 RKnGes.). Die Krankenversicherung wird im Auftrag des Reichsknappschaftsvereins in Bezirksknappschaftsvereinen durchgeführt; dabei können besondere Krankenkassen gebildet werden.

Organe des Reichsknappschaftsvereins sind der Vorstand, die Hauptversammlung und die Bezirksknappschaftsvereine.

Der Vorstand besorgt die laufende Verwaltung. Der Vorstand besteht je zur Hälfte aus Vertretern der Arbeitgeber und der Versicherten. Sie werden in der Hauptversammlung gewählt. Mindestens zwei Drittel der Versichertenvertreter müssen Knappschaftsälteste oder Angestelltenälteste sein.

Der Hauptversammlung sind gewisse besondere Angelegenheiten vorbehalten, insbesondere Erlaß und Änderung der Satzungen, Prüfung und Abnahme der Jahresrechnung. Sie besteht je zur Hälfte aus Vertretern der Arbeitgeber und der Versicherten, die in den Bezirksversammlungen der Bezirksknappschaftsvereine gewählt werden, und zwar entsendet jeder Bezirksknappschaftsverein einen Vertreter von jeder Seite.

Dezentralisiert bestehen *Bezirksknappschaftsvereine*. Sie sind ebenfalls Organe des Reichsknappschaftsvereins und werden vom Bezirksvorstand und der Bezirksversammlung unter Mitwirkung von Knappschaftsältesten und Angestelltenältesten verwaltet. Bezirksvorstand und Bezirksversammlung bestehen je zur Hälfte aus Vertretern der Arbeitgeber und der Versicherten. Die Aufgaben des Bezirksvorstandes bestimmen die Satzungen und die sog. Sondervorschriften. Die Aufgaben der Bezirksversammlung sind die Wahl der Vertreter zur Hauptversammlung, der Erlaß und die Änderung der Sondervorschriften und die Wahl eines Ausschusses zur Prüfung und Abnahme der Krankenkassenjahresabrechnung.

b) Die Behörden der Knappschaftsversicherung.

Aufsichtsbehörde über den Reichsknappschaftsverein, die Bezirksknappschaftsvereine und die besonderen Krankenkassen knappschaftlicher Art ist der Reichsarbeitsminister. Für die Handhabung der Aufsicht gelten die §§ 30—34 RVO. Ihm steht auch die Bestätigung der Satzung und ihrer Änderungen zu.

Als Behörden der *Rechtsprechung* werden die Knappschaftsoberversicherungsämter und das Reichsversicherungsamt tätig. Die Knappschaftsoberversicherungsämter werden für den Bereich eines Bezirksknappschaftsvereins oder mehrerer Bezirksknappschaftsvereine nach den Vorschriften der Reichsversicherungsordnung über Oberversicherungsämter gebildet. Dabei werden die Arbeitgeberbeisitzer von den Arbeitgebervertretern und die Versichertenbeisitzer von den Versichertenvertretern in den Vorständen der Bezirksknappschaftsvereine nach den Grundsätzen der Verhältniswahl gewählt. Zahl, Sitz und Bezirke der

Knappschaftsoberversicherungsämter bestimmt der Reichsarbeitsminister. Die Kosten schießen die Länder vor und erhalten sie vom Reichsknappschaftsverein und den sonstigen beteiligten Versicherungsträgern erstattet.

Beim Reichsversicherungsamt ist ein besonderer Senat für die Knappschaftsversicherung unter der Bezeichnung Knappschaftssenat gebildet. Die Kosten schießt das Reich vor. Der Reichsknappschaftsverein erstattet sie.

Der Reichsknappschaftsverein hat eine *Satzung* mit bestimmten Inhalt. Sie bedarf der Bestätigung durch den Reichsarbeitsminister.

Bei der Durchführung der Versicherung bedient sich der Reichsknappschaftsverein der Bezirksknappschaftsvereine und der besonderen Krankenkassen als örtlicher Verwaltungsstellen.

2. Kreis der versicherten Personen und Mitglieder des Reichsknappschaftsvereins.

Der Reichsknappschaftsverein umfaßt sämtliche knappschaftliche Betriebe, und zwar in ihnen sowohl die Arbeiter als auch die Angestellten, die ausschließlich oder überwiegend für den technischen, wirtschaftlichen oder kaufmännischen Betrieb eines oder mehrerer knappschaftlichen Betriebe beschäftigt sind. Im einzelnen hat man dabei zu unterscheiden: die Krankenversicherung, Pensionsversicherung und Invalidenversicherung beim Reichsknappschaftsverein.

a) Krankenversicherte Personen beim Reichsknappschaftsverein.

Ob die Krankenversicherungspflicht oder -berechtigung beim Reichsknappschaftsverein vorliegt, bestimmt sich nach den allgemeinen Vorschriften der Reichsversicherungsordnung über Pflicht oder Berechtigung zur Krankenversicherung.

b) Pensionsversicherte Mitglieder des Reichsknappschaftsvereins.

Hier ist zwischen Arbeitern und Angestellten zu unterscheiden. Arbeiter, die mit knappschaftlicher Arbeit beschäftigt werden und der Krankenversicherung beim Reichsknappschaftsverein unterliegen, gehören der Arbeiterabteilung der Pensionskasse des Reichsknappschaftsvereins als Mitglieder an, wenn sie den satzungsmäßigen Erfordernissen über Gesundheit genügen. Angestellte in knappschaftlichen Betrieben, die der Versicherungspflicht nach dem Angestelltenversicherungsgesetz unterliegen, gehören der Angestelltenabteilung der Pensionskasse des Reichsknappschaftsvereins als Mitglieder an, wenn sie den satzungsmäßigen Erfordernissen über Gesundheit genügen. Wenn sie aber der Krankenversicherungspflicht unterliegen, werden sie Mitglieder der Pensionskasse nur dann, wenn sie beim Reichsknappschaftsverein auch gegen Krankheit versichert sind. In gewissen Fällen besteht Versicherungsfreiheit, ähnlich wie die Versicherungsfreiheit nach dem Angestelltenversicherungsgesetz, also insbesondere wegen Gewährleistung von Pension und Hinterbliebenenfürsorge bei Beschäftigung beim Reich, bei Länder- und Gemeindebetrieben.

c) Invalidenversicherte Personen beim Reichsknappschaftsverein.

Ob die Versicherungspflicht oder Versicherungsberechtigung beim Reichsknappschaftsverein auch unter dem Gesichtspunkte der Invalidenversicherung begründet ist, richtet sich nach den allgemeinen Vorschriften der Reichsversicherungsordnung. Unter gewissen Umständen besteht Versicherungsfreiheit.

3. Leistungen der Reichsknappschaftsversicherung.

a) Leistungen der knappschaftlichen Krankenversicherung.

Die Leistungen aus der Krankenversicherung, die der Reichsknappschaftsverein gewährt, sind die allgemeinen Leistungen der Krankenversicherung nach der Reichsversicherungsordnung. In einigen Beziehungen bestehen Besonderheiten. Insbesondere werden die Mehrleistungen durch die Sondervorschriften bestimmt, während die Satzung nur allgemeine Richtlinien dafür aufstellen kann. Das Verhältnis zu Ärzten, Zahnärzten, Zahntechnikern, Krankenkassen und Apotheken regelt der Reichsknappschaftsverein nach dem Verhältnis der Bezirksknappschaftsvereine. Für das Verhältnis zu Apotheken gelten dabei die §§ 375, 376 RVO.

b) Die Leistungen der knappschaftlichen Pensionsversicherung.

Die Leistungen der knappschaftlichen Pensionsversicherung bestehen in Pflicht- und freiwilligen Leistungen.

α) Pflichtleistungen.

Als Pflichtleistungen werden gegeben erstens Invalidenpension für Knappschaftsinvaliden, zweitens Witwenpension für die Witwen verstorbener Mitglieder und Knappschaftsinvaliden, drittens Waisengeld für Kinder verstorbener Mitglieder und Knappschaftsinvaliden bis zum vollendeten 18. Lebensjahr, viertens ein Beitrag zu den Begräbniskosten der Knappschaftsinvaliden, deren Ehefrauen, Witwen, Kinder und Waisen bis zum vollendeten 18. Lebensjahr, sofern ein Sterbegeld der Krankenversicherung gezahlt wird. Den ehelichen Kindern stehen hierbei die für ehelich erklärten und an Kindes Statt angenommenen, unter bestimmten Voraussetzungen auch Stiefkinder und Enkel und die unehelichen Kinder, wenn die Vaterschaft des Verstorbenen festgestellt ist, gleich.

Invalidenpension setzt voraus, daß entweder das Mitglied dauernd berufsunfähig oder zwar nicht dauernd, aber länger als 26 Wochen vorübergehend berufsunfähig oder nach Wegfall des Krankengeldes berufsunfähig ist. In den beiden letzteren Fällen wird Invalidenpension erst für die weitere Dauer der Berufsunfähigkeit gewährt. Schließlich wird Berufsunfähigkeit auch dann als vorhanden angenommen, wenn der Antragsteller das 50. Lebensjahr vollendet, 25 Dienstjahre zurückgelegt, während dieser Zeit mindestens 15 Jahre wesentliche bergmännische Arbeiten verrichtet hat und keine gleichwertige Lohnarbeit mehr verrichtet. Die Invalidenpension wird nach monatlichen Steigerungsbeträgen bemessen. Sie beläuft sich auf die Summe aller Steigerungsbeträge. Dabei werden für die Arbeiterabteilung 3 Mitgliederklassen und für die Angestelltenabteilung in Anlehnung an die Vorschriften des Angestelltenversicherungsgesetzes Gehaltsklassen gebildet. Gewisse Beitragsmonate werden ohne Beitragsleistung als Ersatzzeiten angerechnet. Zu der Invalidenpension tritt als zweiter Bestandteil eine veränderliche Teuerungszulage hinzu, die durch die Satzung nach dem Dienstalter abzustufen ist. Ferner wird für jedes Kind unter 15 Jahren dem Empfänger einer Invalidenpension ein Kindergeld gewährt. Dabei stehen ehelichen Kindern auch hier die für ehelich erklärten, an Kindes Statt angenommenen, unter gewissen Voraussetzungen auch Stiefkinder und Enkel und die unehelichen Kinder, wenn die Vaterschaft des Knappschaftsinvaliden festgestellt ist, gleich. Eine Verlängerung über das 15. Lebensjahr tritt ein bei Berufs- oder Schulausbildung bis längstens zum vollendeten 21. Lebensjahr und bei Gebrechlichkeit des Kindes für deren Dauer.

Die *Witwenpension* ist durch die Satzung in Hundertteilen der Invalidenpension zu bemessen. Sie fällt weg mit der Wiederverheiratung der Witwe. In diesem Falle erhält die Witwe als Abfindung den dreifachen Jahresbetrag der Pension.

Das *Waisengeld* und die *Begräbnisbeihilfe* sind durch die Satzung in Hundertteilen der Invalidenpension oder in festen Sätzen zu bemessen.

β) Freiwillige Leistungen.

Über freiwillige Leistungen kann die Satzung Bestimmungen treffen. Alles Nähere bestimmen im übrigen die Sondervorschriften.

Für sämtliche Leistungen der Pensionsversicherung ist im übrigen die Zurücklegung einer *Wartezeit* von 36 Monaten erforderlich. Wenn Mitglieder der Pensionskasse, ohne berufsunfähig zu sein, aus der knappschaftlichen Beschäftigung ausscheiden, sind sie berechtigt, das Recht auf Wiederaufnahme und auf Anrechnung der bis zum Ausscheiden erdienten Steigerungsbeträge durch Zahlung einer Anerkennungsgebühr zu erhalten. Ihre Höhe wird durch die Satzung festgesetzt.

Die Leistungen der Pensionsversicherung werden nicht von Amts wegen, sondern nur *auf Antrag* gewährt. Über das Verfahren s. weiter unten.

Als Leistung, auf die kein Anspruch besteht, sondern deren Gewährung im pflichtmäßigen Ermessen des Trägers der Knappschaftsversicherung liegt, besteht das *Heilverfahren.* Es kann eingeleitet werden, entweder um die infolge einer Erkrankung drohende Berufsunfähigkeit eines Mitgliedes abzuwenden, oder um die Berufsfähigkeit eines Knappschaftsinvaliden wieder herzustellen.

c) Die Leistungen der knappschaftlichen Invalidenversicherung.

Die Leistungen der knappschaftlichen Invalidenversicherung richten sich nach den allgemeinen Vorschriften der Reichsversicherungsordnung.

4. Die Aufbringung der Mittel der Knappschaftsversicherung.

Die Mittel für die knappschaftliche Versicherung werden von den Arbeitgebern und den Versicherten aufgebracht. Ein Reichszuschuß wird nur für die Leistungen der knappschaftlichen Invaliden- und Hinterbliebenenversicherung, und zwar nach den Grundsätzen der Reichsversicherungsordnung, gewährt. Die Beiträge werden vom Arbeitgeber in voller Höhe an die Bezirksknappschaftsvereine und die besonderen Krankenkassen abgeführt und von den Arbeitgebern in Höhe des Beitragsteils der Versicherten im Wege des Lohn- oder Gehaltsabzugs eingezogen.

Was die *Höhe der Beiträge* anbelangt, so müssen sie in der knappschaftlichen Krankenversicherung für Arbeitgeber und Versicherte gleich hoch sein. Dasselbe gilt für die Beiträge zur Pensionskasse. Für die Invalidenversicherung gelten die allgemeinen Vorschriften der Reichsversicherungsordnung und für die Angestelltenversicherung diejenigen des Angestelltenversicherungsgesetzes.

Die eingehenden Gelder, die nicht für die laufenden Ausgaben unmittelbar ausgegeben werden, sind nach den für die *Vermögensanlage* der Versicherungsträger in der Reichsversicherungsordnung gegebenen Vorschriften anzulegen.

5. Das Verfahren der Knappschaftsversicherung.

Auch hier wird zwischen Spruch- und Beschlußverfahren unterschieden.

Was besonders das *Leistungsverfahren* anbelangt, so werden die Krankenkassenleistungen zunächst im Verwaltungsweg nichtförmlich festgestellt. Nur im

Streitfall entscheidet auf Antrag in erster Instanz ein besonderer Ausschuß beim Bezirksknappschaftsverein.

Über die Leistungen der Pensionskasse entscheidet die Verwaltung des Bezirksknappschaftsvereins oder der besonderen Krankenkasse durch förmlichen Bescheid. Hiergegen kann die Entscheidung eines beim Bezirksknappschaftsverein bestehenden Ausschusses binnen einem Monat angerufen werden. Über Ansprüche auf Invalidenpension dagegen entscheidet ein beim Bezirksknappschaftsverein bestellter Ausschuß von vornherein, sofern nicht etwa die Verwaltung des Bezirksknappschaftsvereins mit dem Berechtigten einig ist.

Gegen den Bescheid des Ausschusses beim Bezirksknappschaftsverein ist binnen einem Monat die Berufung an das Knappschaftsoberversicherungsamt zulässig. Über dessen Organisation s. oben I, 2. Das Verfahren richtet sich nach den allgemeinen Vorschriften der Reichsversicherungsordnung.

Gegen das Urteil des Knappschaftsoberversicherungsamts ist binnen einem Monat Revision an das Reichsversicherungsamt zulässig. Es entscheidet der Knappschaftsenat. Gewisse Sachen sind der Revisionsfähigkeit entzogen. Es gelten hierfür die allgemeinen Vorschriften des 6. Buches der Reichsversicherungsordnung.

Das Verfahren über die Feststellung der Leistungen der knappschaftlichen Invaliden- und Hinterbliebenenversicherung richtet sich nach den Vorschriften der Reichsversicherungsordnung. Soweit eine Vorbereitung und Begutachtung durch das Versicherungsamt in Frage kommt, ist hier statt dessen ein vom Bezirksknappschaftsverein bestellter Ausschuß zuständig. Der Feststellungsbescheid erfolgt durch die Verwaltung des Bezirksknappschaftsvereins.

Für das Verfahren zur Feststellung der Leistungen der knappschaftlichen Angestelltenversicherung gelten die Vorschriften des Angestelltenversicherungsgesetzes. Auch hier tritt, wo dort für die Vorbereitung und Begutachtung das Versicherungsamt in Frage kommt, an seine Stelle ein beim Reichsknappschaftsverein bestellter Ausschuß. Den Feststellungsbescheid erteilt die Verwaltung des Bezirksknappschaftsvereins.

Im Spruchverfahren werden hier, anders als in den sonstigen Zweigen der Sozialversicherung, auch die Beitragsstreitigkeiten aus der knappschaftlichen Invalidenversicherung und der knappschaftlichen Angestelltenversicherung entschieden.